U0142127

書泉出版

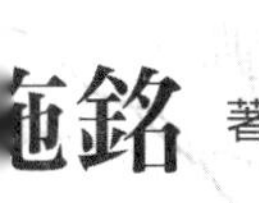

施銘 著

排酸療法DIY

找回你的自癒力

自序

近半世紀實證有效的排酸療法

出生於日治時代昭和十一年（西元一九三六年）的我，至今已經快八十歲了，投入研究排酸療法也將近半個世紀。

回想起當初的淵源，是我在一九六四年於日本就讀短大時，巧遇來自中國的汴師父，學會使用木棒來進行經絡按摩的手法，回到臺灣後，我也開始試著用這個方法來幫親友調理，效果還不錯。恰巧我的右手中指在小學五年級時因意外而短少一截，有一次臨時要幫朋友調理時，因為沒有帶木棒，就用我的斷指來試試看，發現效果竟然比使用木棒還要好，於是我開始研究要如何改良這個棒狀工具來進行深層刺激。此外，因為這類棒狀工具若直接施作在骨頭上，容易傷及骨膜，因而我改從肌肉較多的部位著手調理，結果更進一步發現肌肉裡常會有許多顆粒狀的硬物，也就是新陳代謝所產生的酸性廢物，若能將它們排除，可以大幅改善身體狀況，因此我從經絡轉而研究肌肉對人體和骨骼的影響，逐漸發展出排酸療法。

當時我從事營造業，便一邊蓋房子，一邊透過義診來研究。要是遇到問題，就不斷苦思及尋找如何用排酸手法來改善人體病症的靈感。後來，我有感於營造業風險大，再加上排酸療法確實有效，若以此為業，完全依靠手工，頂多做白工，不必承擔被倒帳的風險，同時也是有益於大眾健康的事，便決定專心投入。

同時，我也開始研究排酸棒的設計，最早是使用木頭材質，但因質地軟、耗損快，有些年輪部分還會傷到皮膚，一路多年調整下來，才確立現在的不鏽鋼材質及各種造型。當初我也曾想要申請專利，卻無法申請下來，反而是來向我學排酸療法的中醫師學員私下申請到樣式專利，直到被我發現後才放棄。後來，某文化公司總編輯來這裡接受治療後，把訪談我與客人的資料整理出書，並開班請我去上課，竟把排酸棒改個名字拿去申請專利，把這個發明據為己有，直到我發現後與她聯絡，她才主動放棄。

我從小就不愛讀書，每次考試，全班總共七十七人，我只贏一個人，再加上我有斷指，沒受過教育的媽媽就曾說：「你將來只能幫人家挑糞。」然而在投入排酸療法後，因為它確實能有效改善身體狀況，因而讓我多次經歷此生難以忘懷的榮耀時刻。

二〇一三年六月，台視、華視和中天新聞所報導的，博元婦產科院長蔡醫師在「怎麼搞的？月經一來就吐血？」專題採訪中談到，有位二十歲的林小姐來找他，那天是她月經來的第一天，因經痛很厲害，想要來做超音波檢查，看看有沒有子宮內膜異位瘤。沒想到，林小姐剛躺在超音波檢查台上就一陣狂咳，只見她右手摀著嘴巴，立刻手心就出現紅色血跡，蔡醫師問他：「妳每次月經來都會咳血嗎？」她說：「是啊，自從十七歲起月經來就會咳血，很平常。」他說：「咳血怎麼會很平常呢？這應該是子宮內膜異位症轉移到氣管。」於是建議她去醫學中心做胸腔科的電腦斷層檢查。在全球的文獻報告中，子宮內膜異位症轉移到胸腔或支氣管的只有五十例，非常少見。蔡醫師表示，此類案例只能轉診到胸腔科治療，到目前為止還沒有確定的原因。

其實我在二〇〇六年五月出版的《排酸療法：施銘的另類療法》的一三八頁中，標題為「女性不能不知道的婦科疾病之『每月我都要咳血一次』」的案例，就有寫到一位許姓女客人因月經咳血問題來我這裡調理後痊癒的文章。在那本書出版後，有許多客人為同樣的問題來找我調理，她們也都做過胸腔檢查等，都沒有問題。其實，她們並不是因為子宮內膜異位而引起的咳血症狀，而是因為胸腔內支氣管的肌肉與血管之間沾黏，特別是女性在生理期、感冒、氣候劇烈變化、疲勞過度等情況，因體質虛弱所致，在經過我的排酸調理後，都獲得改善。

另外，陰道痙攣是一種影響女性性行為能力的疾病，是一種恥骨尾骨肌（又稱 PC 肌）的條件反射行為，這個反射導致陰道內壁肌肉突然猛烈的收縮，使得包括性交在內的任何陰道插入的行為產生疼痛，但也有部分人是因為運動、車禍外傷或手術生產後，因坐骨神經及周邊肌肉神經受傷害而造成的陰道痙攣。其實我在二十幾年前就做過很多這類案例了，根據我的排酸理論，只要將陰部神經、會陰神經、大腿後皮神經，以及坐骨神經的傳導功能恢復正常，就可以有效調理這方面的困擾。

約三十八年前有位因手指僵硬無法彈琴，只好從奧地利返國的陳先生，也經人介紹來找我調理。在我順利為他改善手指的問題後，他告知奧地利的教授，臺灣有人可以幫助這些面臨相同問題的鋼琴家們改善症狀。沒多久，外交部歐洲司接到奧地利外交部來函，特別派人前來找我，邀請我前往當地為鋼琴家們改善手指僵硬的問題。不過，我因為不喜歡奧地利的寒冷天氣，便拒絕了。

後來，也有人建議我到重視另類療法的日本發展。但我為了造福鄉親，最後還是選擇留在臺灣。

以前我功課不好，上不了醫學院，有親朋好友知道我想當醫師幫人治病，就會笑我在做白日夢。但是我已經找到了直接改善健康問題的捷徑，不管你說我是兩光醫師還是蒙古大夫都沒關係，事實證明，排酸就是有效。希望我這將近五十年的經歷，能帶給有志一同想當醫師的人一些參考。

這次非常感謝書泉出版社再度出版排酸療法的書，讓更多人可藉此深入了解排酸療法能調整到什麼程度，絕對會有你所想像不到的驚奇效果。

中醫與西醫無法改善的健康問題還有一大堆，其中就有排酸療法可以發揮的空間。最近有位國中生因手不能舉，轉頭困難，被西醫診斷為頸椎有問題，必須要開刀。現在，他來到這裡，我一看就知道是屬於排酸這一科的。他的病因出在肋骨沾黏，與頸部的關係不大，就算是頸椎開刀也無效。我只為他調理了肋骨的六到十二肋間，不到二十分鐘，他的手就能上舉過肩，頭也能轉到底。還有一位廣州的二代中醫師，在還沒有開放來臺前，就以商務名義到我這裡學習。他用針灸與中藥都治不好自己的氣喘，但來到這裡的第三次，就說早晨起床時的氣喘情形已好了八、九成。

若要看排酸的神奇效果，最近的例子就是程小妹，五歲孩子的兩條腿相差二點五公分，以兒童全身比例而言，相差非常多。西醫師跟她說，這種情況只能長大後穿墊高鞋矯正。但她來到我這裡不到一分鐘，兩腳就調整為一樣長了。她回家後，人家還說：「妳去臺北被騙了。」其實，做了五年復健都沒調整好，才是被騙了。

關於做復健，很多人是做累了，沒有期望就不再去，而不是因為恢復健康才停止。而對排酸療法來說，類似小妹這類的長短腳問題，或是因運動傷害造成長短腳的問題，大多是可以改善的，首先就是刺激坐骨神經，再來使用排酸調理手法將臀部緊繃的肌肉弄鬆，兩腳自然就會恢復到一樣長的狀態。這是我多年多次實證的結果，絕對不是夢。

在進入排酸療法的領域之前，必須先了解肌肉、神經與呼吸等方面的生理解剖學知識。本書的目的是自學入門，所以看這本書的讀者可能是在傳統市場賣魚丸的張阿姨、預備給自己建立第二專長的銀行張專員，因好奇而想進一步了解的中醫世家出身的張大夫等各行各業。或因讀者的背景、學識和經驗均不相同，我在書中會針對這部分進行說明。不過，本書主要是針對實際調理做解說，若想更加了解排酸療法的由來及原理，請參考我的前作《排酸療法》。

在概念部分，我希望讀者務必要了解有許多刻板想法正是造成身體失序的原因，我會將這些迷思一個個講清楚。接著再進入排酸調理的術科範圍：先是學習基本姿勢，再來是認識調理體位、熟悉生理解剖學部位標誌等，接著會談到如何在各種狀況下應用排酸手法，請詳加體會本書由淺入深的內容。不過，我要強調的是，只有讀、聽、看，是無法學習到排酸療法的精髓，一定要實際「對練體會」，畢竟使用排酸棒在身上震壓、摩擦，還是會有人感到擔心，必須透過親身體驗才能達到感同身受的練習目的。

此外，要先建立一個觀念，我們不談經絡和穴道，著重在肌肉及神經傳導，不管你以前學過推拿、整脊或筋絡鬆動術等手法，都要把它放掉。在學習過程中，不要從過去的經驗或所學來理解，否則會對學習造成干擾甚至阻礙，這種例子我實在看太多了。因為基本邏輯不一樣，對同一種不適症狀所採取的處置方法就會不同，以「板機指」為例子，在國術館或學習筋絡推拿的人，就會在你的手指上大作文章，但以排酸療法來處理，就不會碰你的手指，而是在手腕和手臂處進行調理，整個過程都不必吃藥，只要把囤積在身上的酸性代謝廢物排掉，手指就能恢復活動。排酸療法是不會去碰痛處的，因為那個地方已經在發炎，要是還在傷口上撒鹽，只會越弄越嚴重。

排酸療法是我近五十年實證獨創的技術，運用獨特的震壓手法，直接作用在人體的表皮上，能深入淺層及深層肌肉，讓潛藏在裡面的酸性代謝廢物，經由流汗、呼吸、排尿、排便等管道排出體外。去除了酸性廢物的阻礙後，才能使肌肉恢復彈性、神經傳導無礙、血液循環順暢、新陳代謝功能健全運作，同時使體內酸鹼度趨於平衡，並激發人體免疫系統功能的提升，不必吃藥、打針，就能達到自體自癒的效果。

學會排酸療法，讓你能照顧家人的健康，成為改善疾病的「大夫」。期待排酸療法能成為全民運動，即便不是醫師，也能有辦法減輕別人的病痛，並預防疾病。

我常說，我是個在小學只贏一個人的料子，連我都會，你也能學會。排酸療法沒那麼困難，在家裡就可以自己做，歡迎大家一起來學習排酸療法。

C O N T E N T S
目次

1 緣起

實際好用的排酸療法

>>>>

近50年來，我在研究排酸療法略有心得後，也開課教大家怎麼在家調理，並在前幾年出版《排酸療法》一書。其實我能幫助到的人實在有限，不過，藉由這本書和課堂上的現場指導後，有許多學生都能藉由排酸療法幫助其他人減輕病痛，其中甚至有遠從新加坡、香港及馬來西亞等地而來的學員。我跟大家分享這些經驗，希望大家能藉此對排酸療法的效果有更進一步的了解與認識。

在馬來西亞落地生根，打斷腳骨顛倒勇

前陣子，有位錢小姐從馬來西亞來拜訪我，我才知道她現在在馬來西亞做排酸做得很好。十幾年前，她因為車禍造成小腿骨折，在醫院治療了兩個月，出院一年多後，還是小腿無力，無法支撐身體好好站立，必須拿著拐杖走動。回醫院檢查，醫師都說無大礙，腿骨癒合得很好。她問醫師：「為何腳都沒力，只能撐拐杖？」醫師只回覆：「妳要運動、要復建，不要偷懶。」其實錢小姐很努力做復健，但成效不彰，而且感覺腳很痛，導致她也不敢拿掉拐杖自行走動，讓她非常沮喪。

朋友知道錢小姐的情形後，強力向她介紹了我們的排酸療法。她抱著姑且一試的想法來找我。我詳細看了她的全身肌肉狀況，向她說明是車禍受傷後的肌肉屯積了很多酸性廢物，造成她肌肉長期持續發炎，而導致肌肉神經傳導不良，進而使得肌肉無力、逐漸鈣化。這樣的情形並不是每個人都會發生，是錢小姐本身體質較弱，受傷後全身肌肉組織無法處理酸性廢物，才會造成肌肉持續發炎，讓腳始終感覺到無力。經過我的處理，將遍布在她肌肉上的酸性廢物排除後，她的身體自然加快修復的速度，很快的，拐杖不必拿了，小腿不痠軟了，整條腿都有了力量。她最後還去參加慢跑，鼓勵一些行動不便的患者。

因為錢小姐深切體會到無行動力之人的那種無助感與沮喪，所以當她恢復如初，且因全身肌肉經過排酸療法的調整而更加勇健後，讓她深受排酸療法的總總過程及效果的感動，決定辭掉原有的工作，要求來跟我學習排酸。

我對錢小姐說，做這個工作要有吃苦耐勞的精神，也要有恆心、愛心和耐心。（其實是想要委婉拒絕她，因為她原本是從事文書工作，這工作跟她擅長的領域不同，不適合她。）但她很堅持，也很積極持續一段時間，我看到她對排酸療法的熱情和深切的認同，才同意她來跟我學習。

經過兩年多的學習後，錢小姐結婚了。因她先生是來臺灣學習中醫的馬來西亞僑生，兩人決定在婚後移居到馬來西亞。但她不願放棄學到的排酸技能，便在馬來西亞的吉隆坡開設一家小型的排酸理療室，一步一腳印的經營，也得到當地朋友的支持。

但錢小姐在越來越多的個案處理過程中，發現很多疑難雜症。因為在她之前的學習經驗中，通常是做全身的排酸健康保健，而在馬來西亞遇到的種種肌肉問題，讓她感覺自己所學不足，處理經驗不足，便再度回到臺灣學習排酸原理的認知和施作方法，更加認知到外傷所造成的肌肉沾黏，還有僵直性脊椎炎、脊椎側彎……等都可運用排酸來改善，而且在這些課程中，我也實際分享正在施作中的案例給她看，讓錢小姐獲益良多，深受啟發。

錢小姐回到馬來西亞後，勤加鑽研排酸療法，利用排酸療法幫助許多客人改善身體上長久以來的痛苦，讓她深獲客人的認同。經過口耳相傳的介紹，她在當地小有知名度且生意興隆。錢小姐很開心的告訴我，她覺得自己真的是因禍得福，也很慶幸向我學習了排酸療法，讓她能夠在其他國度一展身手，發展出一片天空，真心認為排酸療法是值得學習的。

臺中寺廟推廣，驗證實效

吳小姐來自臺中郊區，從事按摩身體經絡的工作。在更早之前，她是遊覽車的隨車小姐，必須長時間站立或坐著。在搖晃的遊覽車中要站著保持平衡是多麼吃力的事，而坐著時又要打起精神跟司機先生說話，讓他保持清醒，每每一趟跟車服務下來，全身都肌肉痠痛，頭痛欲裂，要休息好幾天才能恢復過來。

由於吳小姐是個篤性佛教之人，所以都是帶寺廟進香團活動居多，而進香活動都是一波接著一波，所以常常忙到連休息的時間都不夠，身體自然沒辦法恢復到最佳狀況，反而每況愈下。後來她受不了，覺得每次休息時都必須找人按摩，讓她的肌肉狀況放鬆下來，但精神狀況還是不濟。她感覺自己的體能實在下降太多，才毅然決然的放棄這個工作，轉而回到自己的故鄉臺中。

因為身體長期不舒服，所以吳小姐在治療的過程中對另類療法產生興趣，後來去學習經絡按摩的手法，並在自己的家中開業。因為她之前常跑寺廟進香，跟寺廟的管理階層都很熟，在聊天過程中發現到師父們的身體健康狀況都不佳，因為他們每天都必須長時間維持同一個姿勢誦經、打坐、講佛法，不僅要站得挺挺的，還要坐得直直的，這樣的動作長久下來會使肌肉承受太多的壓力，且有逐漸硬化的現象，每位師父都有背部痠痛或是坐骨神經痛。

吳小姐很想幫助師父們改善一些身體肌肉上的不舒服感，就與其他信徒自發的組織肩頸舒壓服務，定期到寺廟幫師父們按壓肩頸解除疲勞，但因出家人不露膚不言痛，所以只能按壓肩頸部位，不過師父們採坐姿接受按摩，對施作者的用力程度造成很大的負擔，而且對師父們來說按摩效果也很有限，這讓吳小姐有些沮喪，認為自己的手法應該再多加強精進些。

因為這樣的想法，吳小姐積極從網路上搜尋能有效處理肌肉問題的療法，皇天不負苦心人，在搜尋肌肉痠痛問題的資料時，連結到我們的部落格，看到《排酸療法》這本書。她感到很有興趣，便先購買了書籍。

吳小姐對我說，她翻開書看不到一半，內心就激動不已，覺得就是這種處理肌肉的方法，才能夠真正改善師父們的肌肉問題。她馬上與我們連絡，表達她想了解排酸對肌肉的幫助，也立即安排來我們這裡親自體驗看看，要將這種方法帶回臺中，在幫助師父們的同時，也想讓她的工作技能因此更上一層樓。

吳小姐積極安排北上，每星期固定來做排酸調理。在親自體驗的過程中，她原本以為當隨車小姐時造成的肌肉毛病已經調理好了，但在我的排酸手法下，又讓她身體內部深藏的酸性廢物及肌肉的鈣化都顯現出來，一段時間後才調理好她的身體。她也明顯感覺到自己的精神體力與行動力都大幅上升，一些站久腰會痠、幫客人按摩後身體很疲累的狀況都沒有了，整個人輕鬆有活力，思考問題也敏捷許多。她一邊積極學習請教如何排酸調理，一邊也調整好自己的身體。在經過一段時間的薰陶之下，她整個人變得精神奕奕，散發自信，更加肯定這種療法就是她所需要的。

終於吳小姐帶著排酸棒與自信，實際幫師父們施作，雖然一樣不露膚，但在排酸手法調理下，師父們發現了不一樣的感覺。她用排酸棒震壓師父們肩頸的肌肉，同時也針對坐骨神經痛的師父們進行施作，因為沒有直接用手接觸肌膚，師父們的接受度也提高了，一段時間下來，吳小姐發現師父們的肌肉條件已改善許多，肩膀不再是緊繃狀態，而腰部也可以挺直不易痠痛。最明顯的是患有坐骨神經痛的師父們，都向她反應疼痛的感覺消散了，就算久坐，也不會再像毛毛蟲一樣移來移去。這些都讓她覺得欣慰。

吳小姐的善意發想終於使師父們的健康獲得改善，也從中學習到讓自己的手法更精進的身體肌肉調理方法。她也逐漸在自己的工作業務上改變手法，將排酸調理運用進去，不管是理論說明或實際操作之下的身體變化，都獲得客人的肯定與支持。

吳小姐用這種另類療法在故鄉發展了起來，不管是善心的幫師父們義療，還是在工作上處理客人們的種種身體肌肉問題，都讓她感到自豪，慶幸自己因為一個意念發想從而尋找到讓她事業更寬廣、身體更健康的方法。她跟我分享了她的狀況，也說學習這種調理法真的是太實用了，她會再接再厲努力經營。

家庭主婦的一片天空

邱太太已經結婚二十年了，但結婚後為了懷孕生子，整整花了八年時間尋找助孕方法，包括西醫、中醫、氣功、精油療法等輪番上陣，讓她吃盡苦頭、費盡心思，才終於順利懷孕。好不容易調養好身體，生了兩個小孩，令她鬆了一口氣，終於完成傳宗接代這件大事，但接下來是漫長又辛勞的帶孩子歲月。

過了幾年，孩子上小學，邱太太的時間終於空閒出來，但還是以孩子為主，時間很零碎，能做的事不多。她想到之前為了求子，接觸到很多方法，其中她對精油的特殊性非常有興趣，就去上專門教授精油的課程。在學習過程中，她想起自己原本身體很差，是靠這些另類療法讓她的身體一點一滴好轉，便想要用所學的精油按摩幫別人改善身體的不適症狀。

邱太太先在家裡成立一個簡單的工作室，用精油按摩幫親朋好友調理身體狀況，但在幫幾位按摩之後，她發現自己無法完全處理好每個人的身體狀況，有些部位可以，但有些情況卻沒有改善。她請教了精油老師，老師只是回答她：「力道不夠。」於是她更加用力的施作，結果不但沒辦法將精油功效推入皮膚深層，還讓自己的手因為用力過度而受傷，這讓她很沮喪。

邱太太之前的身體不夠健康，雖然現在沒病沒痛，但不表示她可以勝任這種需要體力的施作手法。她開始學習可以讓自己的手法更嫻熟的技能，於是嘗試了推拿、氣功等方法，但這些都需要好的體能做基礎，尤其是氣功，更需要強力的精氣神合一，再加上長時間的學習，讓她覺得很吃力。

由於邱太太的身體狀況還在調整修補中，且家中還有孩子、先生必須照顧，沒辦法快速學習好精油按摩，但她不想放棄這個興趣，且先生也十分支持她的想法，給予鼓勵，所以她更積極的尋找能幫助她實現理想的方法，不斷看書、上網，搜尋能有效放鬆肌肉的方式，再搭配精油深入肌膚產生效果。

邱太太偶然在圖書館看到了《排酸療法》這本書，裡面有保健的說明，教大家如何用排酸棒解決肌肉上的問題，她才知道肌肉是會影響骨骼的，從而改善人的體質，讓人健康起來，也不會讓自己的手太費力。她很有興趣，想知道如何使用排酸棒調理肌肉，所以先來實際體驗排酸。

邱太太輾轉來到我這邊，我在第一次幫她檢查的過程中，感覺到她的循環代謝太慢，身體累積太多酸性廢物，阻礙了她身體恢復機能的速度，才會使她的腰部容易痠，總是覺得特別累，體能不足。且手部因為用力過度而累積過多的酸，才會造成手受傷。她在接受排酸的過程中，感覺到我使用排酸棒深入她的肌肉深層並產生了變化，讓她肌肉變柔軟且增強代謝功能，我還特別加強處理她的肺部肋間肌膜的沾黏，讓肺部可以更加輕鬆的吸飽氧氣，使腦部細胞活化起來。她感覺到前所未有的輕鬆，且思緒清明許多，也真正感受到排酸對身體的好處。她深深覺得這個方式真的能夠達到肌肉深層，從而改善身體條件，若再加上精油的效用，就一定能徹底改善身體所發出的不良訊號。

邱太太直接向我表達了她想學習的意願，她的態度很認真也很誠懇，我在思考後就答應她來上課。除了基礎的身體結構概念外，我也加強她的實際操作課程。她在這些排酸課程中，也見識到排酸對肌肉的調整變化影響之大，小至簡單的肌肉痠痛，大至胸部內纖維囊腫、水囊腫的大小硬度變化，以及脊椎側彎、僵直性脊椎炎等，都讓邱太太更加肯定排酸對調理肌肉的好處，她也加入各種精油於排酸手法中，使之更深入肌肉內部發揮效用，如她所希望的完整調整了身體機能。

現在，邱太太在自己經營的工作室裡如魚得水，親朋好友的身體獲得改善，也都相當肯定她的手法，還繼續介紹更多有健康問題的朋友來給她調理。她不但可以自己安排時間，還可兼顧到家庭，在工作上也得到成就感。她的生活多采多姿，慶幸還好當時來有學排酸，在結合精油調理手法之後，不僅改善自己及家人的身體健康，也幫助了很多人，有這個揮灑能力的空間來建立自信與善緣，讓她深感快樂與自信，不再只是個平凡的家庭主婦。

2

認識排酸療法

一、排酸療法基礎原理

1 酸性廢物會影響肌肉、神經

身體排不掉的酸性代謝廢物，會以氣體、液體、固體的方式存在。當酸性廢物在體內累積過多時，會造成局部循環障礙、神經受壓迫、肌肉沾黏等狀況，引起許多毛病，像是感到痠麻痛、肌肉萎縮無力、肌肉鈣化、肌肉緊繃、肌肉張力異常、疲倦等。

台中榮總直腸科外科醫師王輝明在「改善飲食預防癌症」的演講中，指出：「肉食過度會造成酸性體質，影響細胞的新陳代謝，因為新陳代謝過程中的產物通通是酸，如硫酸、磷酸、尿酸、乳酸等，這些酸性廢物會堆積在血液、汗、肌肉、腰腎等處，是萬病之源。」

另外，過度運動所造成的乳酸堆積，還有車禍造成的骨骼與肌肉創傷，引起代謝系統功能下降而造成酸的堆積，也是造成體內酸性廢物過多的原因。常有客人會在假期過後緊急來找我，通常都是過度活動身體，造成體內酸性廢物急遽增加，無法馬上代謝出去，同時讓肌肉太過緊繃而造成痠麻痛，無法立刻消除。

這種情況就是酸性廢物累積過多而影響到肌肉和神經的最好證明，而我的處理方式就是先用捏的方式擠壓肌肉，讓皮下淺層肌肉的部分酸性廢物快速排出體外，讓身體肌肉稍微放鬆後，再用排酸棒進行震壓調理，很快就能讓肌肉回復正常，不再痠麻痛。

2 肌肉、神經影響骨骼

雖然骨骼是撐起人體的重要支柱，但旁邊的肌肉要是軟弱無力或是僵硬鈣化，將會阻礙骨骼關節的運作，唯有肌肉富彈性且有力，神經傳導暢通無礙，才能讓人體活動自如、身輕如燕。

因此，針對脊椎側彎這類的疾病，我不會採用一般直接調整脊椎的方法，而是調整兩旁的肌肉和神經，當身體左右兩側的肌肉張力維持在平衡狀態，脊椎側彎自然就會改善。還有一般認為棘手的退化性關節炎，最後的處理方式就是置換人工關節，但是以排酸療法的角度來看，關節炎是因為關節周圍的組織發炎所造成，只要將關節周圍的酸性廢物處理掉，便能改善退化性關節炎。

3 肌肉神經、骨骼影響內臟

當神經傳導受到累積在肌肉中的酸性物質所阻擋，無法通行順暢，骨骼又因肌肉鈣化而無法好好活動伸展，這雙重因素將會導致內臟被壓迫在緊繃的胸腔和腹腔中，無法自由的正常運作蠕動、發揮最好的功能，自然會使人體產生種種疾病。例如，胸廓若因擠壓而變得扁平，則會使心肺功能降低，讓人容易胸悶、疲倦、頭暈，甚至會在突然劇烈運動後引起缺氧而暈倒或猝死。

我曾有客人從小有氣喘的毛病，常常覺得胸廓緊繃，也經常發燒。他發燒的原因，其實就是肌肉和骨骼沾黏緊繃，造成橫膈膜壓迫內臟，使內臟蠕動的內部空間不足進而蠕動速度變慢所致。

只要藉由排酸調理將胸廓旁的肋間肌膜沾黏分開並使肌肉放鬆，就能擴展胸廓、增加內臟蠕動空間，改善上述症狀。

4 頭皮、神經影響五官

以排酸手法來調理頭皮，可以影響五官的功能及形態，這也是西醫無法解釋的。但是若從肌肉間緊密相連，具有連動關係，原本就是牽一「肌」動全身的角度來看，就容易理解了。曾經有位醫院的眼科主任長期有乾眼症，她來上我的排酸課程時，我當場示範給學員看，幫她從耳朵旁邊使用引導手法調理後，就馬上改善了她的乾眼症狀。

我在進行排酸調理時，臉部和頭皮也是施作重點。在外商銀行擔任高層主管的程小姐，經常要出國開會，有次她問我：「坐飛機時會耳鳴，該怎麼辦才好？」我問她：「妳有試著吞口水嗎？」她說：「有，但還是會耳鳴。」因此我就調理兩側耳朵中線後方的頭皮肌，將沾黏分開，這樣調理一陣子後，她坐飛機時就不會再耳鳴了。

除了耳鳴外，像流眼油、眨眼睛、因氣候引起的鼻子阻塞、習慣性清喉嚨的動作，都與頭皮神經有關，可以藉由調理頭皮來改善這些狀況，並讓睡眠品質變得更好，讓頭型變得更好看。

5 排酸震壓手法的運用

排酸的基礎手法是建立在震法與壓法。震法就是傳導，壓法就是引導。針對正常有力的肌肉要採用震法，但不是從頭震到尾，在一定的步驟中要加入壓法，適時給予肌肉不同的刺激，才能夠改變酸性廢物的型態，改善體內循環及神經傳導能力。

排酸手法的進階施作是很靈活的，因為被施作的人體質千百種，同樣是肌肉裡累積過多的酸性廢物，卻會產生不同的質地變化，最常見的是肌肉鈣化，摸起來粗大肥厚，好像很強壯，卻是硬而沒有彈性，此時就要使用加壓震法，將力量傳入肌肉內。

針對萎縮的肌肉，因肌肉組織已經消失，整個變薄，只能用吸法或捏法。若是使用震壓法，容易傷及骨膜。而緊繃沾黏的肌肉，就像是充了過多氣的氣球，皮下充滿了酸氣，必須先使用刮法，讓代謝產生的氣態物質先排出，再使用震壓法。

另一類型是質地偏軟的組織，有的感覺起來像肌肉組織灌了水，腫腫的，還有像豆花一般泡ㄆㄠ泡ㄆㄠ軟軟的，會晃來晃去的。這些肌肉一般都無法用力，而且碰到會痛，都要透過捏法，或是用橡皮材質的真空吸引器進行吸法來調理肌肉，不可以用排酸棒直接在上面施作，頂多用排酸板刮一下即可，以避免皮膚過度摩擦。另外，還要從其他肌肉組織調理，透過改善循環來恢復此處肌肉的健康。

二、肌肉淺說

> 肌肉是人體的重要角色

人類的肌肉組織約占身體體積的百分之四十，可幫助身體對抗地心引力。肌肉的活動與身體的運動、平衡及姿態是息息相關的，而這些活動又跟肌肉與神經的連續作用有關，因此這兩個系統有時被稱為「神經肌肉系統」。

肌肉在維持身體姿勢的恆定上，扮演了重要的角色。在受拉力拉扯時，具有伸展長度的功能；進入收縮或伸展反應後，也有恢復原狀的能力，所以能完成我們的「運」和「動」、維持姿勢，並可透過這樣的過程產生熱量。

肌肉是由平滑肌、心肌、骨骼肌（也稱之為橫紋肌）所組成的，其中心肌及骨骼肌是有橫紋的。平滑肌不具橫紋，是不隨意肌，分布於內臟器官、血管的管壁等，負責控制心臟和身體內部的運動，其功能是自主性的，由自主神經系統所控制。心肌組織構成心臟壁，雖具有橫紋，但為不隨意肌，心跳本身有傳導的組織，並不需要靠外在的神經刺激。橫紋肌也稱隨意肌，因附著在骨骼上，又稱為骨骼肌，可以進行包括屈曲、伸展、內收、外展、旋前、旋後、迴轉、內翻、外轉、旋轉、前突、後縮、上提、下壓、背屈、蹠屈等動作。

人體在長時間維持相同的姿勢，或是過度使用部分肌肉，都有可能造成肌肉及軟組織沾黏，短期的症狀可能只有輕微痠痛發炎，如果置之不理，則有可能造成肌肉緊縮而使關節靈活度下降。例如，在電腦桌前工作的上班族，因為長時間維持相同姿勢，沒有適度的給予身體活動，就容易會有肩頸痠痛或腰背部僵硬，而出現所謂「五十肩」的症狀。胸腔內的空間與肌肉也是息息相關，如果肌肉緊繃收縮，自然會壓迫到內臟的活動空間，而影響到內臟的功能。

肌肉發炎時，一般人都會採取熱敷或是貼痠痛貼布，雖然短時間能夠使痠痛緩解，卻不能完全解決根本上的問題，而伸展運動雖然能夠使淺層肌肉放鬆，但要有效伸展到深層肌肉卻相當困難，而且有些肌肉沾黏或肌筋膜沾黏，是伸展運動無法解決的。排酸能夠有效的處理軟組織的沾黏，緩解肌肉鈣化，並充分加速人體將隱藏在肌肉裡的酸性物質代謝出去，還能使血液循環不良的肌肉恢復應有的彈性及功能。

常見的肌肉問題

重症肌無力是一種自體免疫疾病，特色是極度的肌肉無力，常易發於中年，且女性多於男性，最初的症狀是顏面或吞嚥的肌肉變得無力，之後漸漸影響到其他肌肉，若沒有治療即有可能影響到呼吸肌肉，以致呼吸衰竭致死。

此外，肌肉細胞會隨著年齡增長而老化，並且由纖維組織或脂肪所取代，規律的運動可以減緩肌肉萎縮，若肌纖維功能喪失會造成身體感覺不舒服，因為腦部得到較少肢體動作及運動的訊息，容易造成老人肢體活動不穩定及平衡感變差，導致經常跌倒。

若要活化肌肉，增加肌肉質量，進行排酸療法是可以得到功效，並且能改善身體姿勢，活化肌肉彈性，進而提高新陳代謝效率，促使血液循環加速，保持神經反應的穩定，並達到避免肌力下降、肌肉沾黏與萎縮、關節僵化的效果，維持肌肉組織在數量上的穩定，讓肌肉獲得更多的力量和強健的體格。

我經常強調，不是每個人的體質都適合運動，尤其過了中年以後，不要刻意運動，因為不恰當的運動會造成運動傷害，經常還沒練到肌肉，就傷害到膝蓋或其他關節，近年來有少數西醫也持相同看法。

排酸不只是提出看法，更提出作法，進行排酸調理等於是進行免動關節的被動式運動，既可活化淺層及深層的肌肉，又不傷害到關節。

> 全身淺層肌肉圖・正面

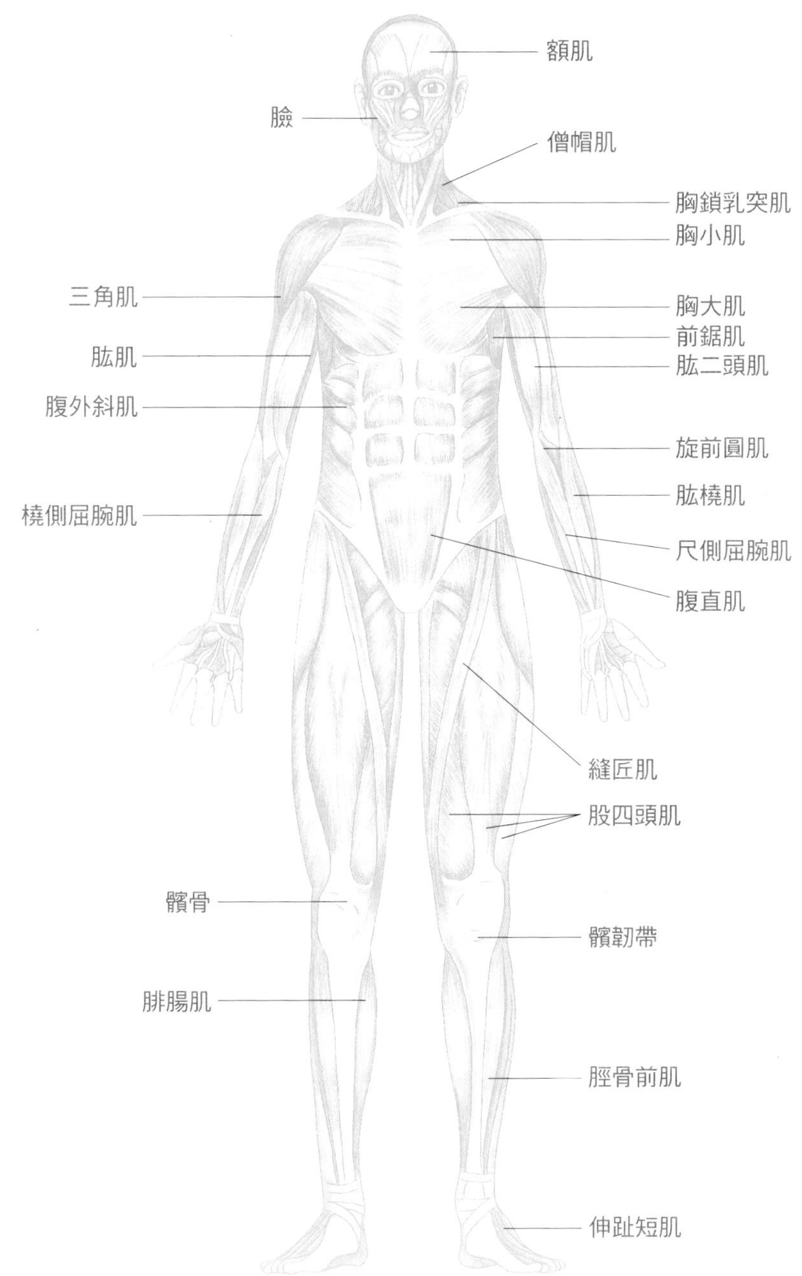
額肌
臉
僧帽肌
胸鎖乳突肌
胸小肌
三角肌
胸大肌
前鋸肌
肱肌
肱二頭肌
腹外斜肌
旋前圓肌
橈側屈腕肌
肱橈肌
尺側屈腕肌
腹直肌
縫匠肌
股四頭肌
髕骨
髕韌帶
腓腸肌
脛骨前肌
伸趾短肌

全身淺層肌肉圖・背面

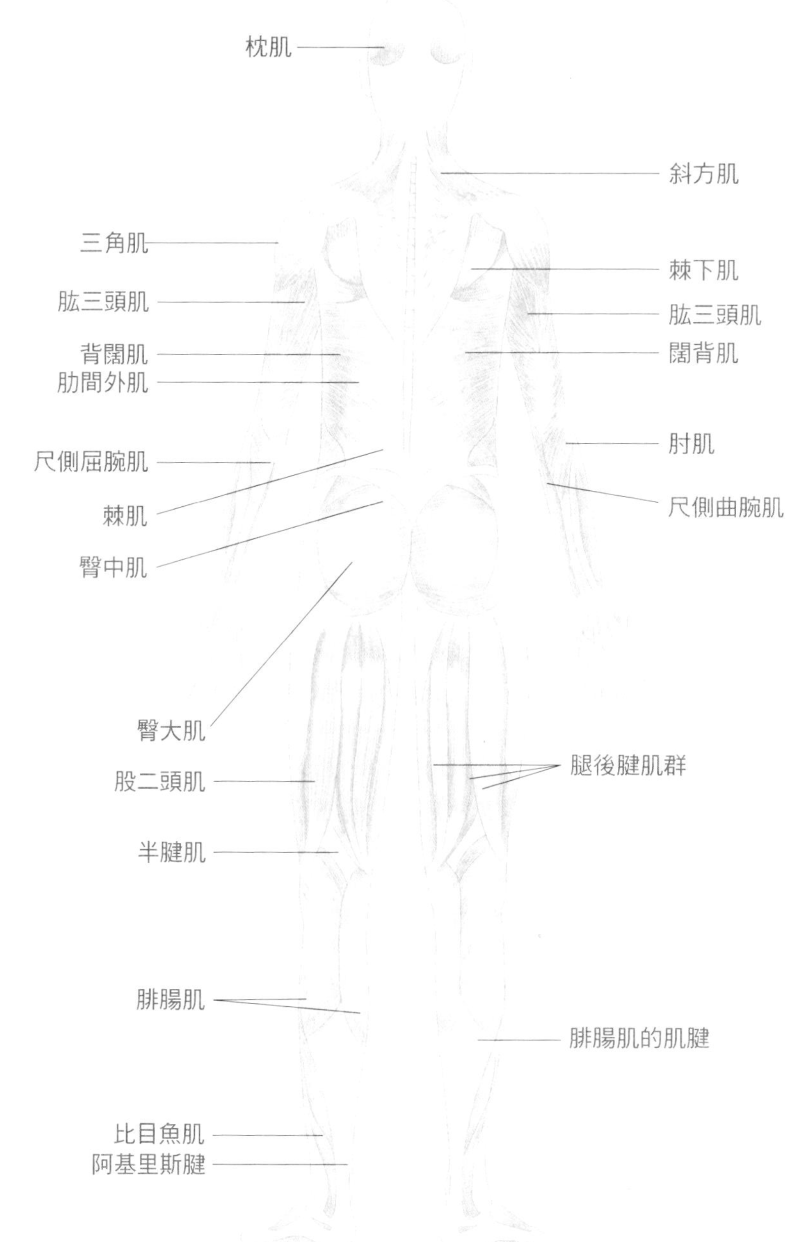
枕肌
斜方肌
三角肌
棘下肌
肱三頭肌
肱三頭肌
背闊肌
闊背肌
肋間外肌
肘肌
尺側屈腕肌
棘肌
尺側曲腕肌
臀中肌
臀大肌
腿後腱肌群
股二頭肌
半腱肌
腓腸肌
腓腸肌的肌腱
比目魚肌
阿基里斯腱

三、神經淺說

神經系統是由一群細胞所組成，這些細胞專門來擔負身體各組織跟外界環境溝通傳達的任務，它的角色就類似我們生活中負責傳送消息最快的工具——電視與電話一樣。神經系統每一部分的活動，與身體間的其他各部位，尤其是肌肉系統都有著密切的關係。

神經系統可以偵測改變、感受或是感覺，並對其做出反應，進一步組織和儲存訊息。最主要的中樞神經是由腦和脊髓組成；而周邊的神經系統則由顱神經和脊神經所組成，它會將外在訊息傳到中樞神經系統，而大腦就成為整合訊息及原始反應的中心。如多發性硬化症，就是一種中樞神經內髓鞘退化的疾病，也是一種自體免疫疾病，它可能由病毒或細菌感染所引起，也可能是家族遺傳造成的，初次的症狀大多發生於二十至四十歲之間，患病過程可快可慢，它的症狀很多，包括肌肉無力、癱瘓、部分神經感覺喪失，有重複視覺，甚至有尿液及排泄失控的現象。病人可藉由排酸療法的調理，刺激其肌肉及神經，進而延緩其惡化，並改善日常生活的不便，如尿失禁等問題。

自律神經系統是周邊神經的一部分，主要分為交感和副交感神經，兩者之間的功能是相互對應的，如果這個器官同時收到交感神經與副交感神經的支配，那麼反應必須是相對的。像是汗腺的分泌，在運動時，自律神經系統會對交感神經產生刺激活動，並使汗腺分泌汗水以調節體溫。但某些器官只能接收到交感神經的支配，另外，當某些情況下交感神經的神經衝動了，則會將對應的功能削減。

交感神經系統需要將訊息傳導到身體各個器官，它掌管壓力的部分，如生氣、害怕和焦慮，還有運動。交感神經負責維持日常生活幾個系統功能的運作，如消化系統要有效率的分泌和蠕動，正常的排尿和排便，心跳也要以正常的速率運作。如果身體長期處在緊張亢進的情況下，交感神經就得不停的運作，這樣就會造成肌肉緊繃，也導致血液循環不佳，而另一方面副交感神經又沒有機會發揮作用，兩者之間無法平衡對等運作，那麼身體就得不到喘息的機會，結果會造成身心疾病和自律神經失調，不僅新陳代謝功能不佳，連血液循環和呼吸系統都受到牽連，接著頭頸痠痛、胃痛、胸悶、疲勞、失眠、憂鬱等症狀都來了。

如果我們的肌肉一直緊繃無法放鬆，時間久了就會有萎縮、僵硬或鈣化的狀況，而導致血液和淋巴液等液體流動不順暢，進而酸性廢物就會屯積在體內，也會造成神經傳導不良，如此惡性循環下去，身心疾病就產生了，所以使用排酸調理來改善神經和肌肉的同時，也能改善自律神經失調的一些精神官能的疾病。

倘若自律神經老化，乾眼症、便祕問題也會隨之而來。而當交感神經減少血管收縮的刺激時，也會造成短暫的低血壓。例如，年長者健忘是難免的，因為反應與反射時間拉長，會讓身體動作變慢。此外，也因為年長者的反應時間比較長，開車就更需要提高警覺或避免開車。

部分自律神經之器官及相對應功能舉例如下：

器官	交感反應	副交感反應
心臟	心跳加快	心跳變慢
支氣管	擴張	收縮至正常大小
唾液腺	分泌下降	增加分泌
胃與小腸	蠕動下降	增加蠕動
肛門內括約肌	收縮避免排便	舒張允許排便
肝	轉換肝糖成為葡萄糖	無影響
汗腺	增加分泌	無影響
皮膚及內臟的血管	收縮	無影響
骨骼肌的血管	擴張	無影響
腎上腺	增加正腎上腺與腎上腺的分泌	無影響

全身神經圖・正面

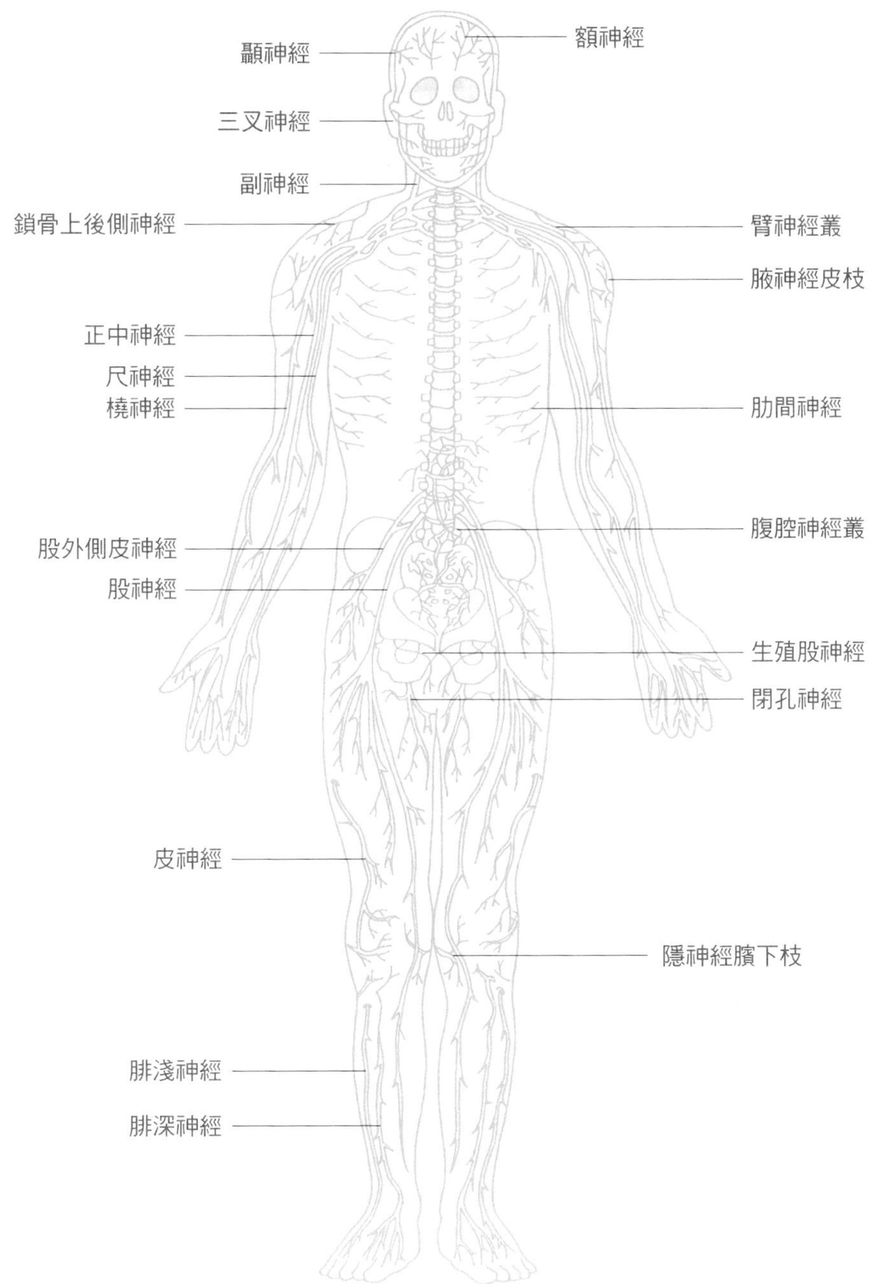
額神經
顳神經
三叉神經
副神經
鎖骨上後側神經
臂神經叢
腋神經皮枝
正中神經
尺神經
橈神經
肋間神經
腹腔神經叢
股外側皮神經
股神經
生殖股神經
閉孔神經
皮神經
隱神經膑下枝
腓淺神經
腓深神經

全身神經圖．背面

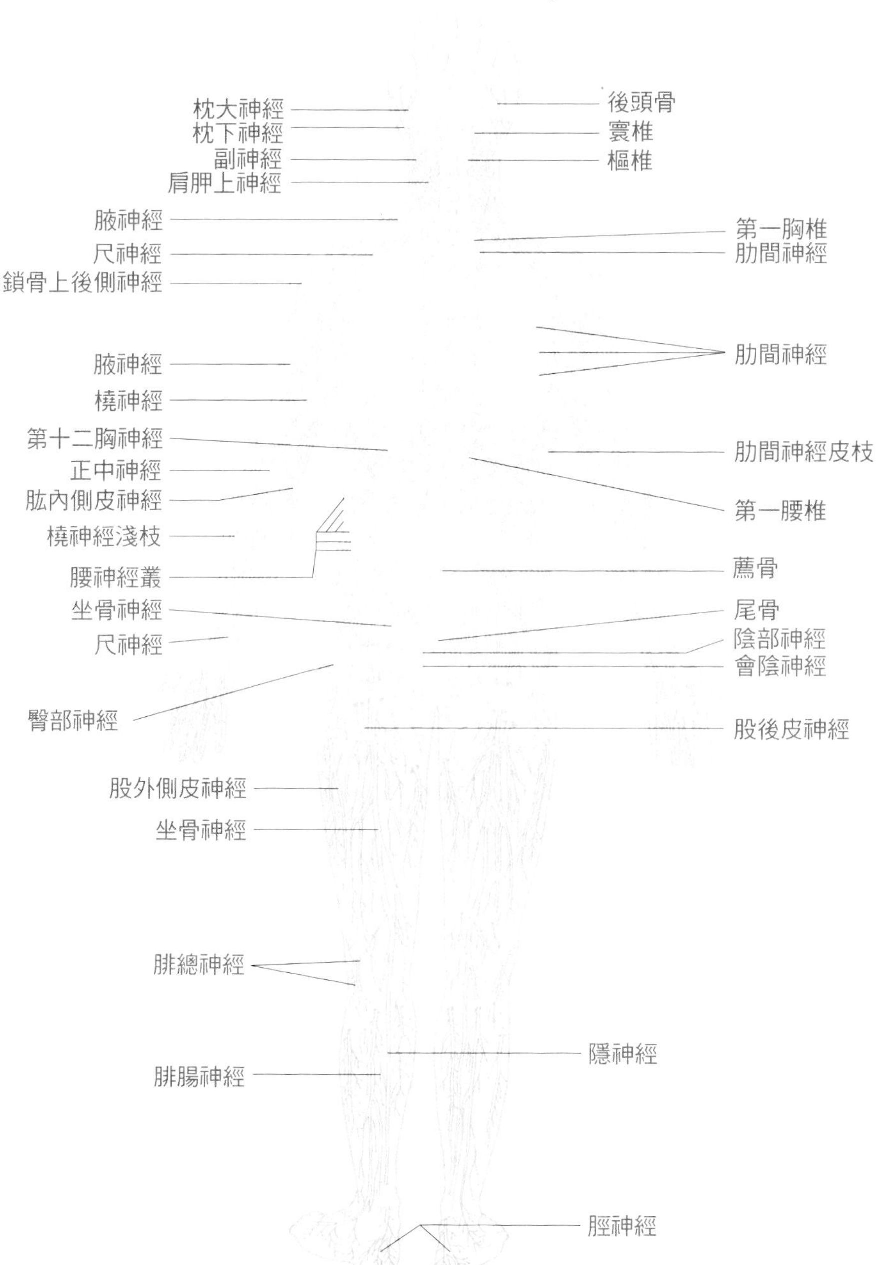

枕大神經
枕下神經
副神經
肩胛上神經
腋神經
尺神經
鎖骨上後側神經
腋神經
橈神經
第十二胸神經
正中神經
肱內側皮神經
橈神經淺枝
腰神經叢
坐骨神經
尺神經
臀部神經
股外側皮神經
坐骨神經
腓總神經
腓腸神經

後頭骨
寰椎
樞椎
第一胸椎
肋間神經
肋間神經
肋間神經皮枝
第一腰椎
薦骨
尾骨
陰部神經
會陰神經
股後皮神經
隱神經
脛神經

四、認識工具

1 工作床

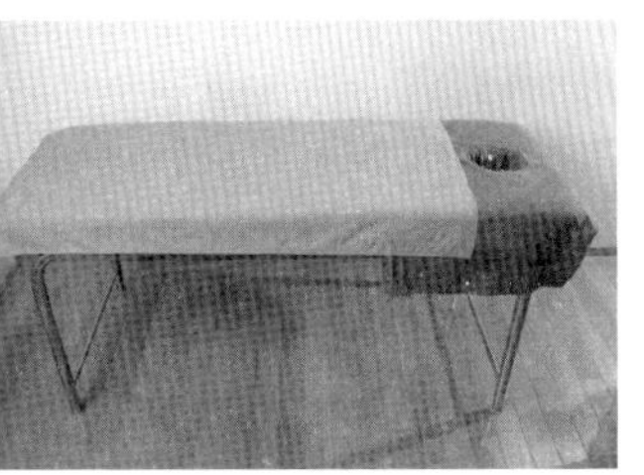

排酸療法對工作床的要求非常簡單：高度要夠，必須是七十五公分以上。這是與一般按摩床最大的差異，這樣的高度是為了便於施力，以及避免施作者受傷。根據以往的經驗，初學者往往為了圖方便，大多在家中的床上施作。因大部分人的施作姿態多有問題，再加上時間控制不當，雖然想幫人改善症狀，但是往往導致自己腰部受傷。在正規訓練下的專業排酸人員，手腳都不會有職業傷害，不像坊間足底按摩員會有手部變形的現象。這項是非常重要的重點。

如果只能在家裡的床上為親友進行調理，要注意保持腰部的柔軟度，不要彎腰駝背；或是直接坐在床上進行調理也可以。

2 排酸工具

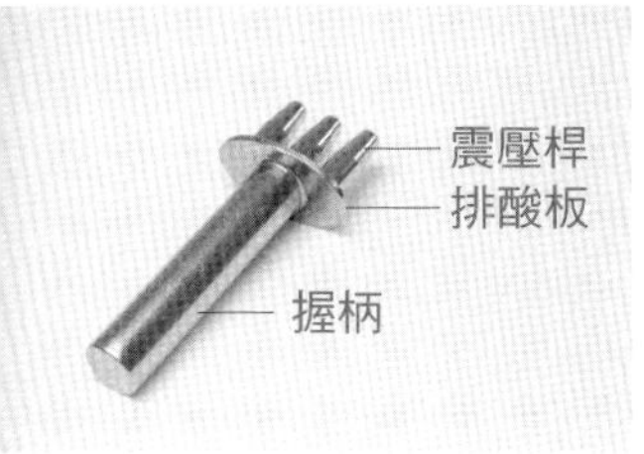

震壓桿、排酸板、握柄

排酸棒及排酸指套是由不鏽鋼材質製成，它除了易保養之外，還有硬度高、重量重的特性，因此調理時，不需使用太大力道，便能將力量滲透進深層肌肉。

排酸棒是由握柄、排酸板、震壓桿三個部分所組成。施作時，施作者握住握柄，先以震壓桿接觸被施作者的身體進行震壓，再以排酸板接觸被施作者的身體進行摩擦。排酸棒依震壓桿的數目及粗細不同，可以分成三粗棒、三細棒、二粗棒及二細棒等四種排酸棒。另外，還有排酸指套，配合使用者的手指粗細，分成男用指套與女用指套兩種。

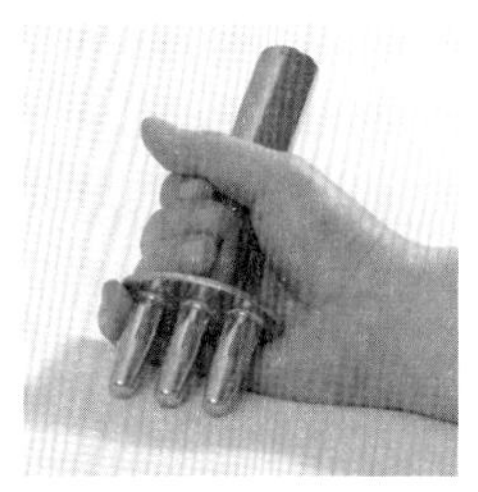

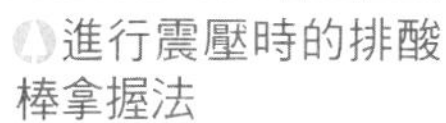

進行震壓時的排酸棒拿握法

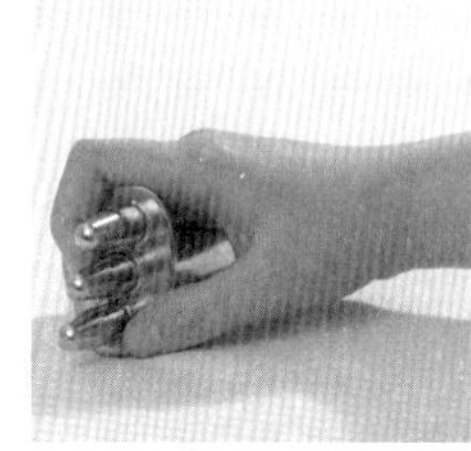

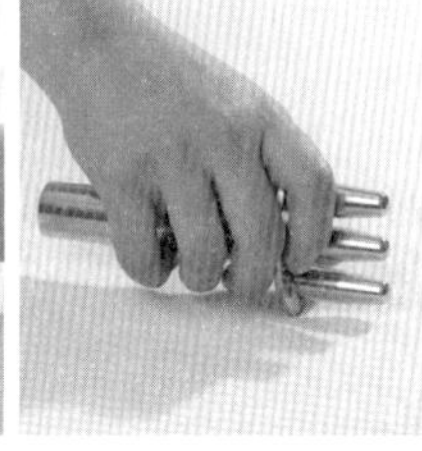

進行摩擦時的排酸棒拿握法

三粗棒

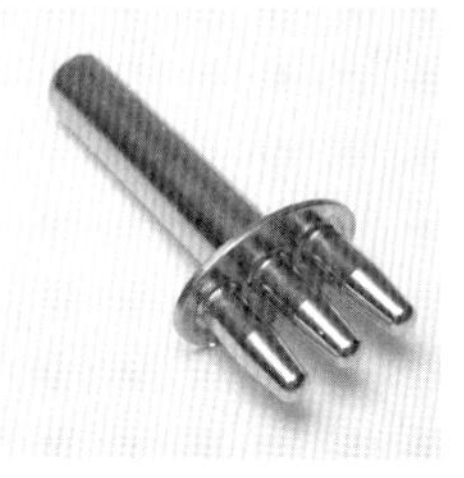

三粗棒的震壓桿有三個，震壓桿的面積較廣，力量較分散且較淺，主要是運用於較軟或較薄的肌肉上。通常第一次接受排酸調理的人，由於體內長期累積的酸性廢物較多，因此建議先使用三粗棒進行排酸，以免過於疼痛。

三細棒

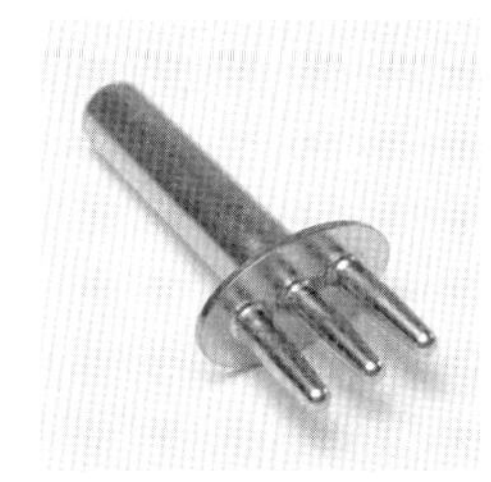

三細棒的震壓桿也有三個，但是震壓桿的面積較小，力量較集中且深入，主要是運用在較硬或較厚的肌肉震壓上。當被調理者接受幾次排酸調理後，由於體內的酸性廢物已經減少，可以開始使用三細棒進行排酸。

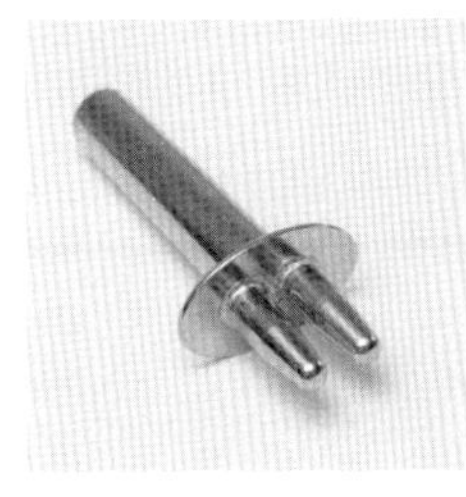

> 二粗棒

二粗棒的震壓桿有兩個，主要是運用於頭部肌肉的震壓上。

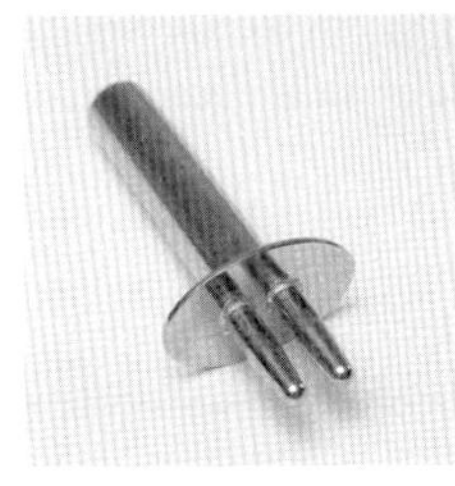

> 二細棒

二細棒的震壓桿也有兩個，適用於臉部肌肉的震壓上。

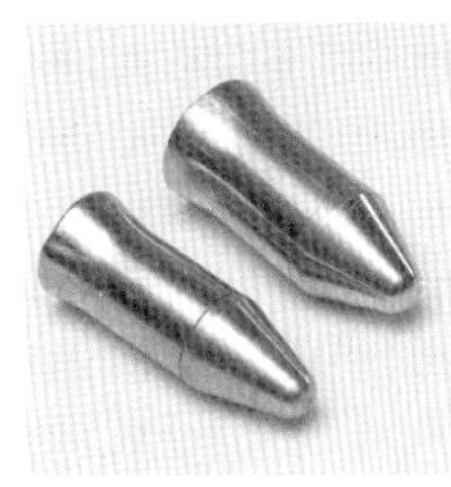

> 指套

排酸指套可用於臉部、頭部、頸部及女性胸部，具有方便旅行外出使用的特性。

五、排酸療法常見疑問

Q1：排酸時為何要在身上抹油呢？

A 因為排酸棒在肌肉上摩擦時要有油來輔助，才不會傷到皮膚。油的用量上，只要施作起來不會太乾澀即可，可用一般的嬰兒油或按摩基底油。

Q2：常有人問排酸會不會變瘦？

A 原則上，排酸是使組織的代謝恢復正常，所以肌肉會變得緊實。許多人做久了之後，會發現自己的體重沒有減輕，但是體態變好了。

Q3：做完排酸會不會變得更好入睡？

A 排酸有鎮靜的功能，所以大部分的人做完排酸後，會比較好入睡，甚至長期做排酸保養的人，會從原本依賴安眠藥，漸漸的不需要了。但也有人初期做完排酸後呈現亢奮狀態，精神好到睡不著，這都要看個人體質，呈現的狀態會有所不同。

Q4：排酸後怎麼知道身體狀況有改善？

A 當排酸一段時間後，因為有些鈣化或沾黏的肌肉中的酸已排除掉，肌肉細胞再生活化了，身體會覺得清爽、精神變好，就代表有獲得改善。

Q5：排酸後可以做運動嗎？

A 排酸已經算是被動式運動，一般做完排酸後都會累，需要時間休息恢復體力，所以不宜再另外做運動。一般運動都是關節在動，而排酸則是靜態被動式的運動肌肉。不適當的運動反而會造成關節發炎、肌肉拉傷，若真的想運動，可以挑慢走等較靜態的運動，切勿勉強自己的體能而造成身體的負擔。

Q6：要是買排酸棒回去，可以自己調理哪些部位？

A 只要是自己手拿排酸棒可以調理到的範圍皆可，例如部分雙腿、雙手、頭部、頸部、胸部、腹部……等簡易的調理。

Q7：做完排酸後，會不會有什麼特殊反應？

A 大部分的人會感到身體疲倦，但也有些人反而精神興奮，其他反應有火氣大、口臭、口乾舌燥、口渴的現象，汗液、尿液、糞便味道加重，有的人甚至會排氣、腹瀉、排黑便跟濁尿。

至於肌肉方面，會有皮下瘀青、皮肉疼痛、起疹子等不同現象，這些現象就是身體的酸性廢物透過各項器官排出體外，過一陣子就會好，不必太過擔心。

Q8：剛吃飽可以做排酸嗎？

A 由於排酸是被動式運動，所以建議飯後半小時，等食物稍微消化了，再做排酸比較適當。但也建議不要空腹排酸，因為排酸是在調理自律神經（交感與副交感神經），會增加胃的蠕動，而此時若空腹，就會產生胃酸而造成胃部不舒服。

Q9：多久做一次排酸比較好？

A 一般身體保養的話，大約一週一至二次，視體力狀況而定。

Q10：排酸之後需要注意防範什麼？

A 因為剛做完排酸後，全身毛細孔都是張開的，稍一吹到風就很容易著涼，所以排酸完要注意身體的保暖，尤其是冬季要注意頭部、脖子、腰部勿著涼，而夏季要注意忽冷忽熱的冷氣房，以免感冒。

Q11：排酸後為什麼有瘀青？

A 若肌肉組織及微血管的鈣化情況較為嚴重，在震壓後，肌肉鈣化的部位會因微血管破裂而出現皮下瘀青的情況，數日後經人體新陳代謝作用就會逐漸消退，且經過多次的排酸後，代謝功能增強，此情況就會改善。

Q12：為什麼不用手施作，而要使用排酸棒？

A 直接用手指來按摩，即使再用力，也只能按到表層，按摩久了，手部還會有受傷的可能性。而排酸棒採用不鏽鋼堅硬材質，只要運用適當的身體角度及站位，使力量透過排酸棒的震壓進入肌肉的深層，就能事半功倍。

Q13：為什麼排酸棒要分四種，還有指套？

A 每種棒子是針對不同部位來設計的。三粗棒用於全身施作，適合初學者與剛接受排酸，體內酸性物質較多的人使用。三細棒用於全身操作，適合有經驗的施作者，與已經接受多次排酸，可更深度調理的人使用。二粗棒用於頭部施作，二細棒用於臉部肌肉施作，指套則攜帶方便，旅遊時可稍微替代排酸棒做微調理。

Q14：為什麼排酸要進行全身施作？

A 人的身體是一個整體，各個部位本來就是相互牽連的，只要任何一個部位有異常，往往會引起其他部位的連鎖反應，所以不能頭痛醫頭、腳痛醫腳。例如，頭痛並不只是因為頭部出問題，有可能是因為壓力造成頸背拉緊，連帶影響到頭部，造成頭痛，也或者是下半身的坐骨神經異常，也會引起頭痛。所以要全身調理，以利血液循環加速、代謝暢通，透過皮膚、呼吸、排汗、排泄等管道把酸性廢物排出體外。

Q15：為什麼接受排酸調理時，有的地方會痛，有的地方不會痛？

A 如果是肌肉沾黏有鈣化現象，或是酸性廢物累積較多的地方，就會容易產生痛感。

Q16：排酸一次的施作時間有多久？

A 排酸不是以時間為施作準則，並不是做越久越好。基本上，全身施作排酸大約要四十至六十分鐘，視每個人的肌肉狀況而定，像小孩子的體型較小，若硬要做到一小時就太折騰了，而老人家體能較弱，所以施作時有些地方反而不能做太多或做太久。

Q17：為什麼排酸後會覺得肚子餓？

A 排酸時會大量刺激交感與副交感神經，使腸道蠕動能力增強，所以大部分的人在排酸後都會感覺到肚子餓而胃口大開。

Q18：為什麼排酸時要做胸式呼吸？

排酸時，要做三至五次的胸式呼吸（用鼻子吸氣，嘴巴吐氣），來調整肋骨，讓肺腔間的肌肉和神經活動空間增大，以增加肺活量。

排酸後，因為內臟的蠕動量增加，促使腸胃間累積的氣體排出體外，所以有些人在經過排酸後，會有較大量的排氣出現，屬於正常現象，過幾天就會消失了。

一開始，我都是用右手中指的斷指來施作排酸調理，因為斷指的指尖部位正好是骨頭，比較能打開肌肉與肌肉之中的縫隙，接觸到酸以及沾黏的肌肉。但一般從事按摩、指壓、推拿的工作者，沒辦法像我這樣達到深入肌肉的效果，反而手指關節會因施力過久而長繭甚至變形，長期下來，連手臂也因為施力不當而容易受傷。

所以我發明排酸棒代替手指，透過排酸棒可以將力量滲透到肌肉裡層，將鈣化的肌肉震壓開，並讓血液循環變好。只要在每個部位使用適當的工具，例如：適合全身調理的三粗棒及三細棒、適合頭部調理的二粗棒、適合臉部調理的二細棒，還有方便外出攜帶的指套。不但省力又可以幫助他人，更可以降低職業傷害的風險，這就是為什麼要使用排酸棒的原因了。

3

圖解排酸**調理**手法

>>>>

一、全身調理步驟

進行排酸調理時，要先準備一張工作床，使受調理者趴臥在上面，然後再選擇站在受調理者的左側或右側。為了讓排酸棒與人體肌膚直接接觸時可以滑順運作，要先塗抹適量潤膚油或橄欖油於受調理者身上。

請讀者先參照四十五至四十七頁的圖片，了解進行全身排酸調理時的整體順序，並認識排酸調理手法。之後，我會再依序分部位逐一解說。

> 全身排酸順序 · 背面

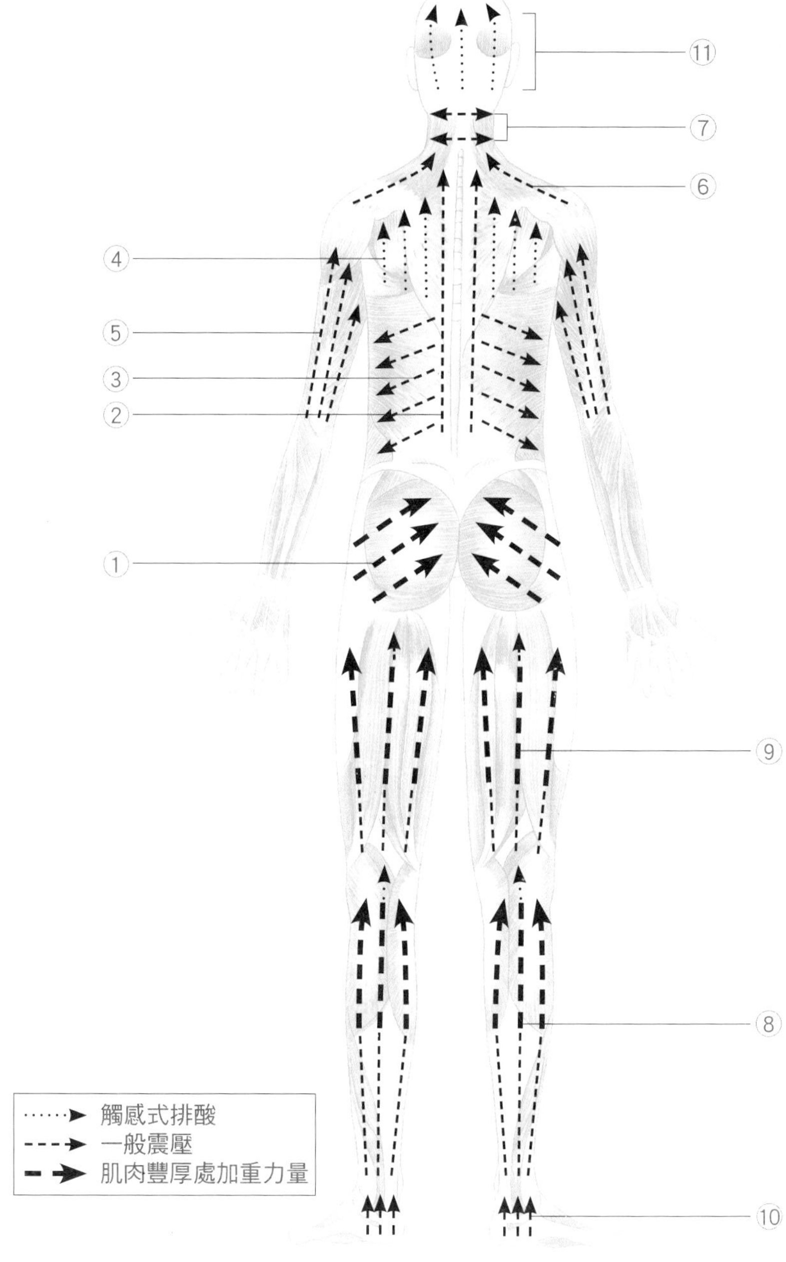

全身排酸順序・正面

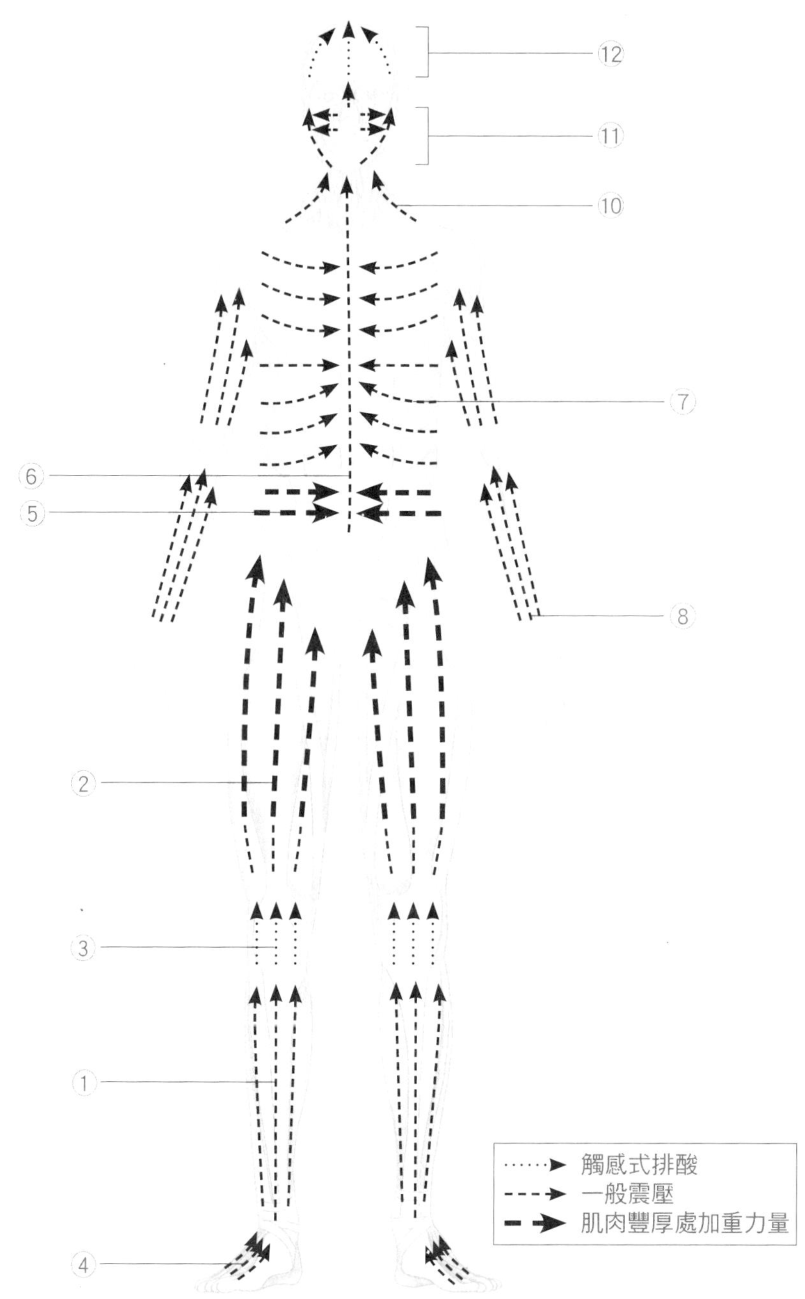

全身排酸順序 · 側面

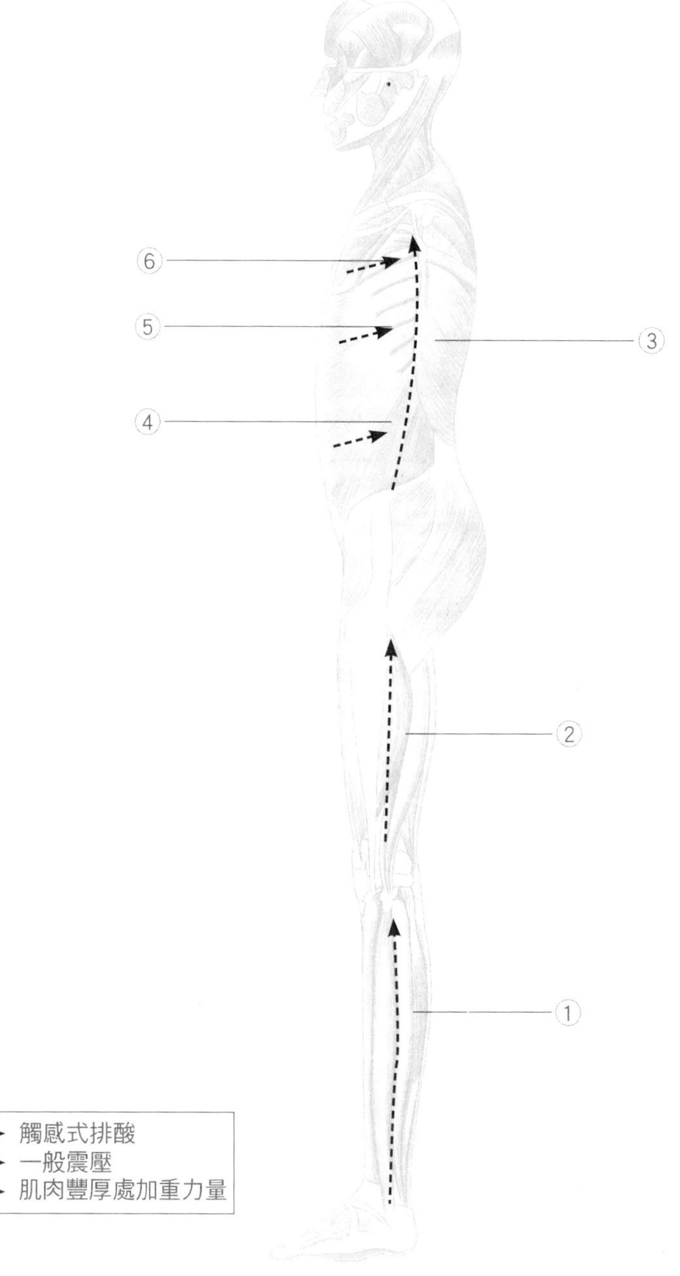

┈┈➤ 觸感式排酸
- - -➤ 一般震壓
▬ ➤ 肌肉豐厚處加重力量

施作手法

1 震法

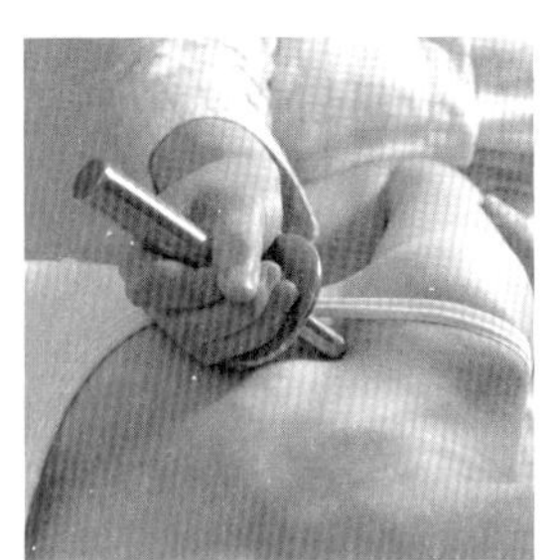

- 手法 用排酸棒做適當幅度的上下震動，同時邊震動邊沿著肌肉走向移動。
- 排酸棒握法 小指要在排酸棒的下方扣住震壓桿，其餘四指在排酸板的上方，握住握柄。持排酸棒的手可以靠在被施作者的身上，以便有穩定的著力點。
- 說明 進行震法時，手臂及手掌不需太出力，只要透過手指將排酸棒固定在手掌中，再適當運用身體的角度及站位，使力量透過排酸棒進入肌肉內，方能事半功倍。不過，在進行排酸調理時，要隨時掌握受調理者能承受的力量，不可太用力。

2 單震法

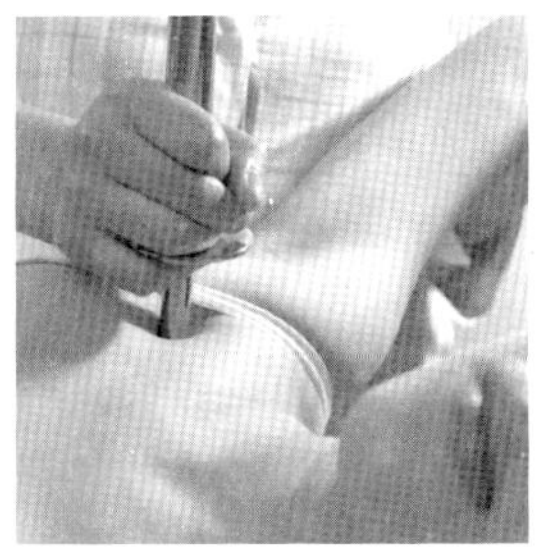

- 手法 用排酸棒在固定單點做適當幅度的上下震動。
- 排酸棒握法 同震法。
- 說明 針對沾黏嚴重部位進行加強調理。

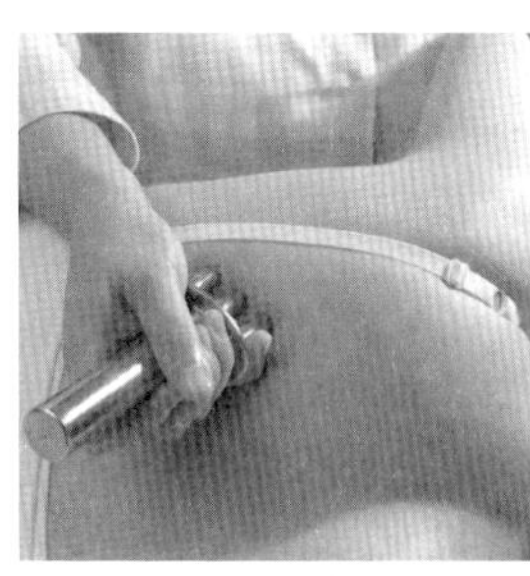

3 壓法

- 手法 單方向直線滑動。
- 排酸棒握法 同震法。
- 說明 壓就是引導，以排酸棒按在皮膚上，然後單方向短距直線前進，此法對肌肉的刺激量小於震法，適用於一般肌肉調理。

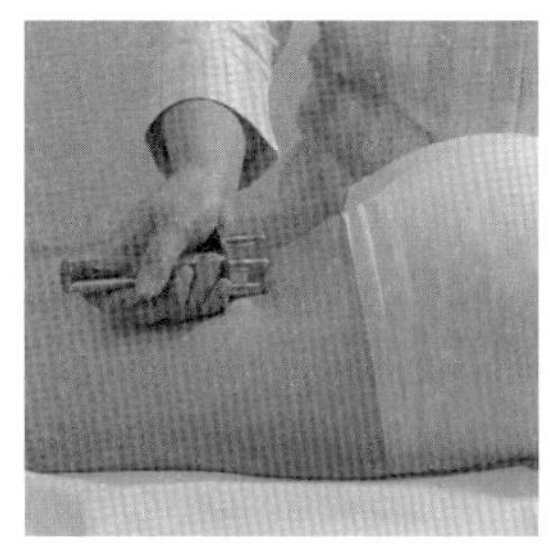

4 單壓法

- 手法 用排酸棒的一根震壓桿壓住固定單點，同時將與該點連接的手臂、手肘或腿部做抬舉動作。
- 排酸棒握法 同震法。
- 說明 針對不同肌肉群的交接處做加強調理。

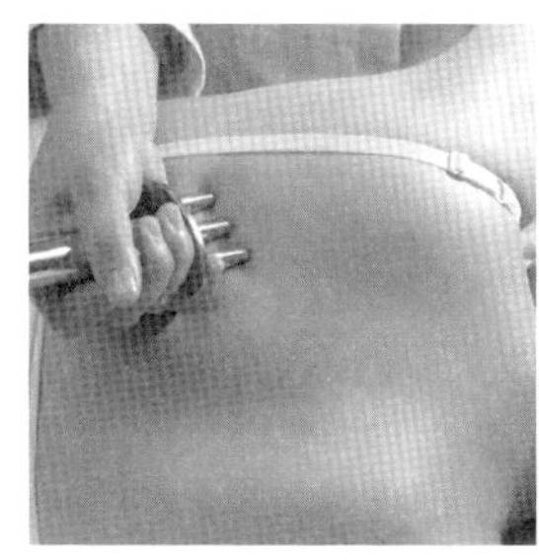

5 震壓法

依施作部位的肌肉狀況，交替施作震法與壓法。

6 摩擦法

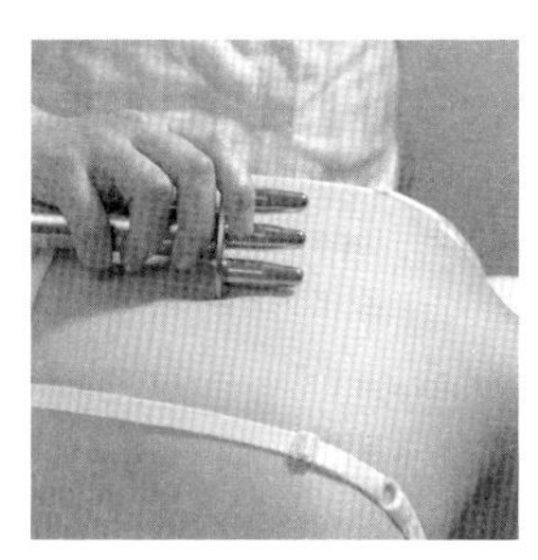

- 手法 用排酸板劃過受調理者的肌膚。
- 排酸棒握法 手部基本的握法是將排酸棒側拿，用食指、大拇指夾住排酸板及震壓桿，並將中指、無名指及小指併攏，握住握柄，使排酸棒固定於手掌心。
- 說明 可以對受調理者的肌膚進行表面摩擦法，使浮出到皮下淺層的代謝物，能盡快經由毛孔排出來排出體外。

7 吸法

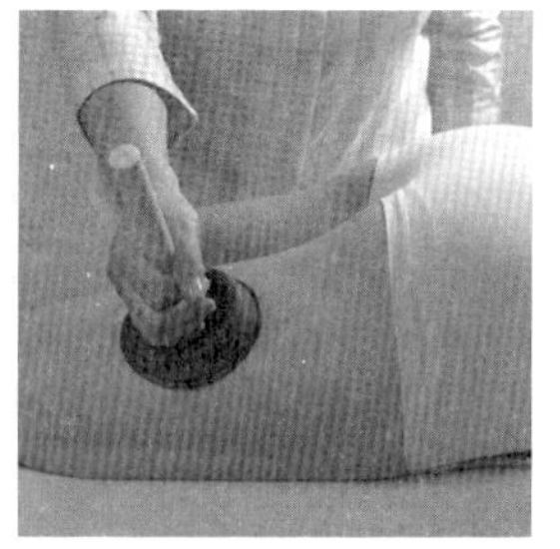

- 手法 使用橡膠材質的真空吸引器，在受調理者身上反覆吸引。
- 說明 針對瘦如柴骨，身上幾乎沒有肉的患者施作。

8 捏法

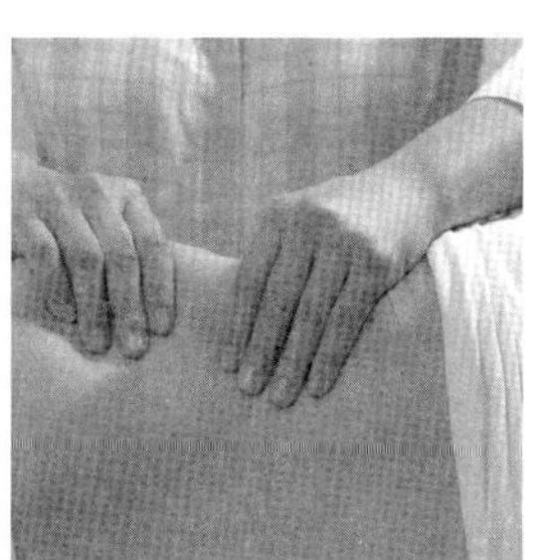

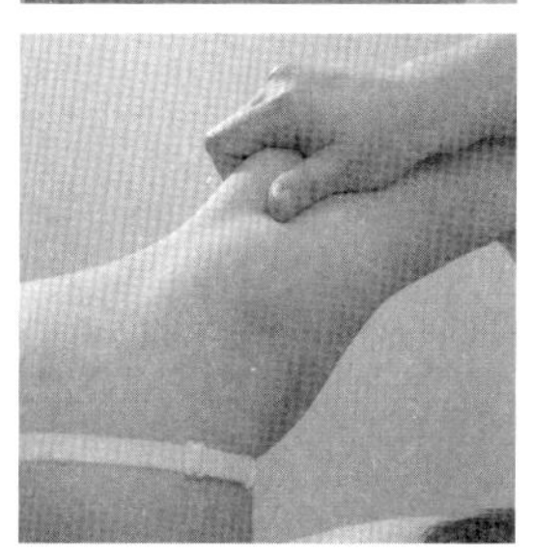

- 手法 手部像握拳擠東西般，捏受調理者身上的肌肉。
- 說明 針對泡ㄆㄠ泡ㄆㄠ軟軟的肌肉，最常見的就是女性生理期時四肢腫脹的樣子。

事前檢查

在施作前，要先檢查受調理者的身體外觀狀況，以便判斷何處異常以及何處要加強。

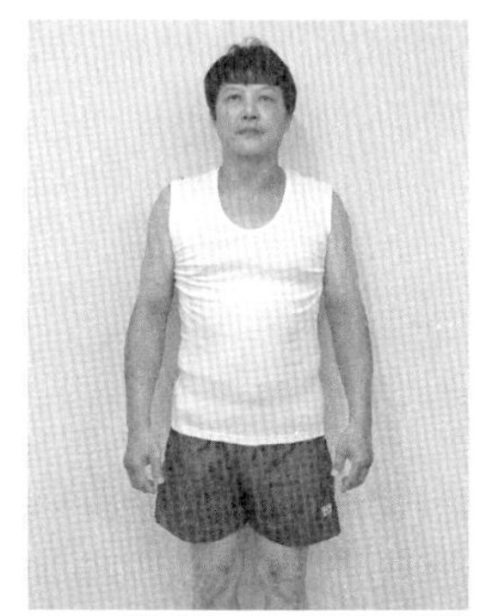

1 正面站立

先請受調理者直立站好，挺胸且兩腳併攏，然後從頭到腳觀察兩邊骨骼是否左右不對稱，頭是否歪向一邊，肩膀是否一高一低，肩胛骨是否平行，兩邊臀線是否對稱，兩腳併攏後是否成一直線或是呈現 O 型腿，以及兩腳膝蓋窩的位置高低都是觀察的重點。

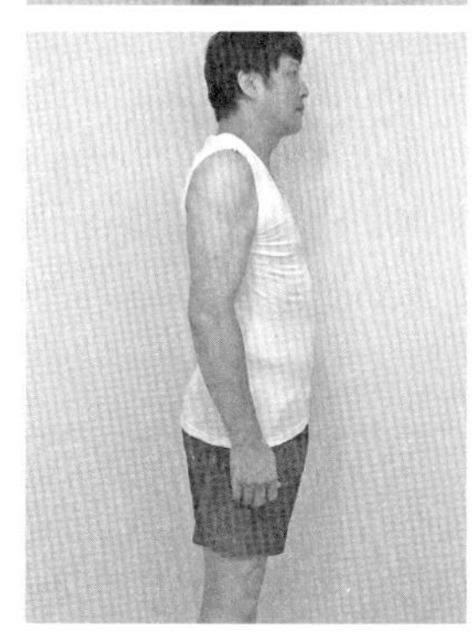

2 側面站立

請受調理者轉向側面，觀察其胸椎與腰椎的曲線是否過於凹下與凸出，背部是否有駝背現象。

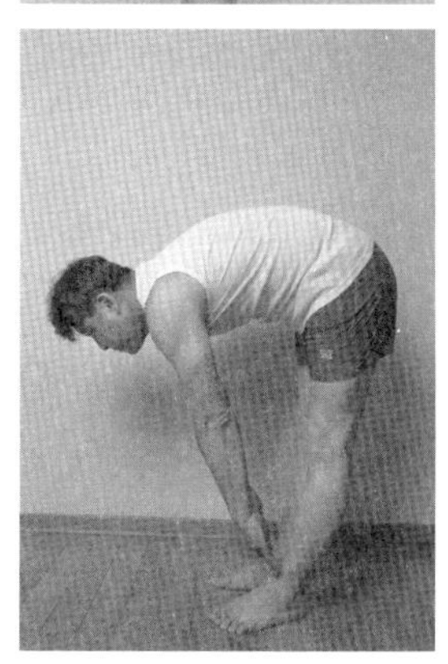

3 向前彎腰

請受調理者盡可能向前彎腰，觀察變換動作時是否流暢對稱，活動是否有受限或疼痛。若無法向前彎曲，要注意背部脊椎旁的肌肉是否過度沾黏造成僵硬，脊椎是否有歪斜。

正常狀況範例

4 上身轉動與側彎

觀察受調者的上身旋轉時，肌肉是否有異常痠痛或活動受限。

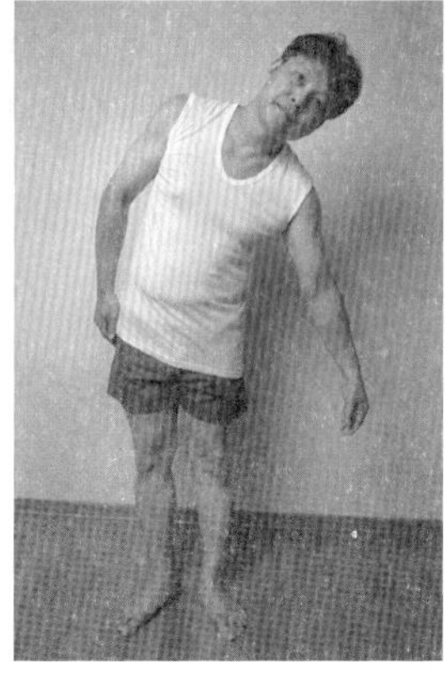

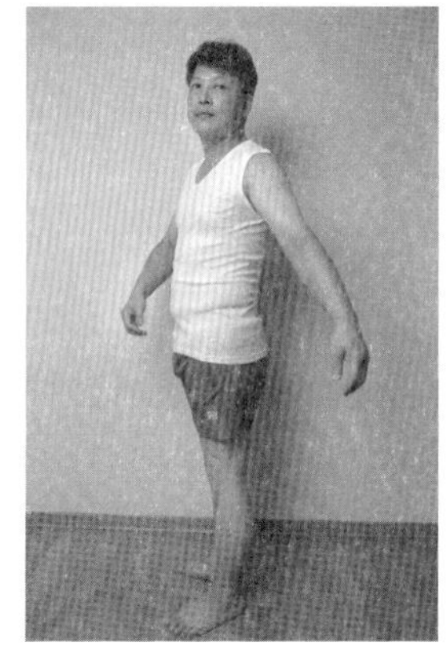

正常狀況範例

5 高舉雙手

觀察受調理者雙手舉高並伸展開時是否有異常，兩手伸長時是否一高一低，或肩膀轉動時活動是否受限。

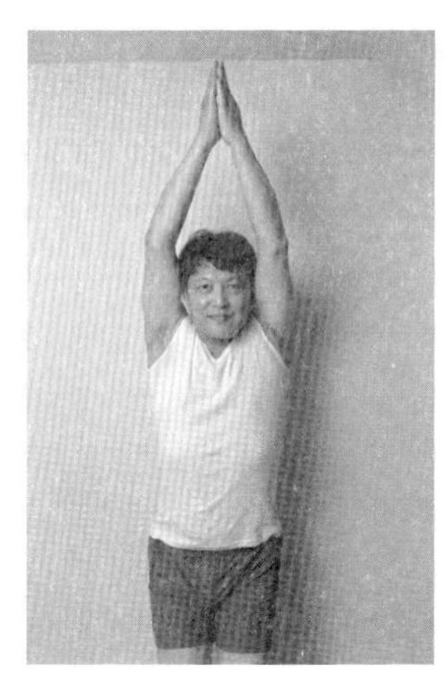

正常狀況範例

6 平躺彎曲雙腿

平躺時，請受調理者將腿部彎曲，看看是否有異狀或膝蓋硬化造成無法彎曲。觀察兩腿輪流伸直與彎曲時，是否有不順暢或疼痛的現象。

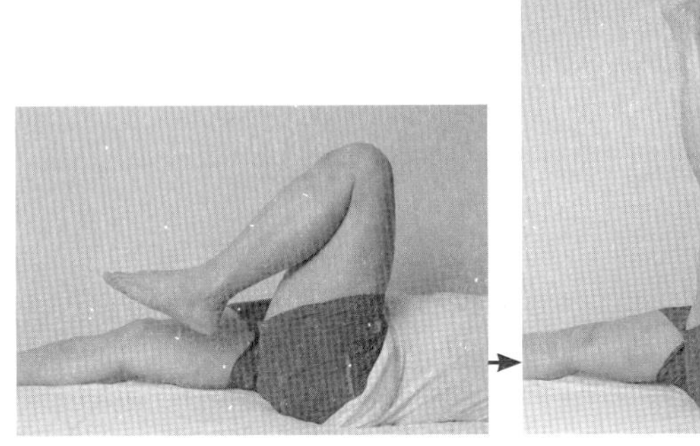

正常狀況範例

7 縮緊臀部

請受調理者俯臥，透過縮臀與放鬆，觀察其坐骨神經的傳導是否有受到阻礙。傳導如受阻礙，容易使腰部肌肉受力能耐降低，產生痠痛。

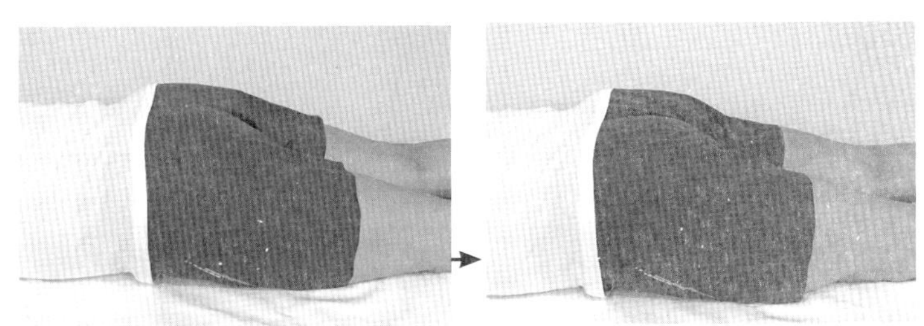

正常狀況範例

>>> 開始調理！

> 小提醒

調理時，要先讓受調理者擺好姿勢，適度拉正調理區域內的肌群，再以手或排酸棒碰觸調理區域內的肌肉群，就能判斷有無肌肉沾黏硬化或鬆弛萎縮的狀況，尤其是肌束交界或交錯處更是重點。

每個動作大約進行十分鐘，若被施作者有疼痛狀況，或肌肉已恢復彈性，則可縮短時間。另外，因每個人的力道不同，施作時間也會有長短差異，最基本的原則就是不要讓受調理者感到不適。

（一）背部

1. 運用排酸棒對受調理者的臀部進行震壓。

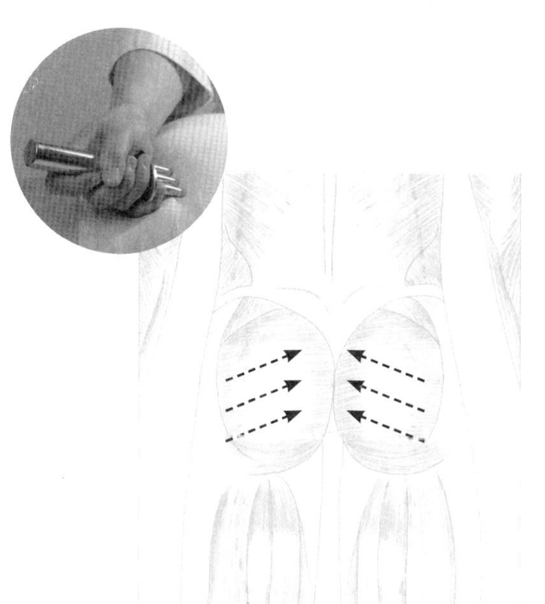

2. 將排酸棒單邊翹起，形成一根震壓桿與皮膚接觸的狀態，然後沿著脊椎兩側邊緣震壓上去，排除背部的棘肌與脊椎的沾黏現象。

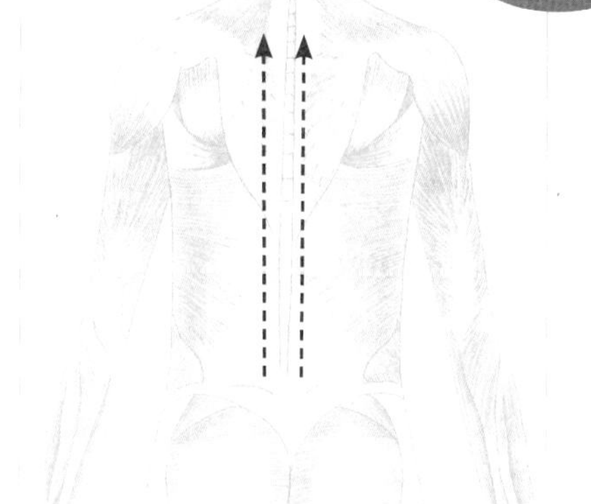

3. 運用排酸棒針對受調理者的脊椎兩側的背肌進行震壓。

4. 沿著肋骨間的縫隙進行震壓，使其肋間內、外肌的沾黏現象排除。

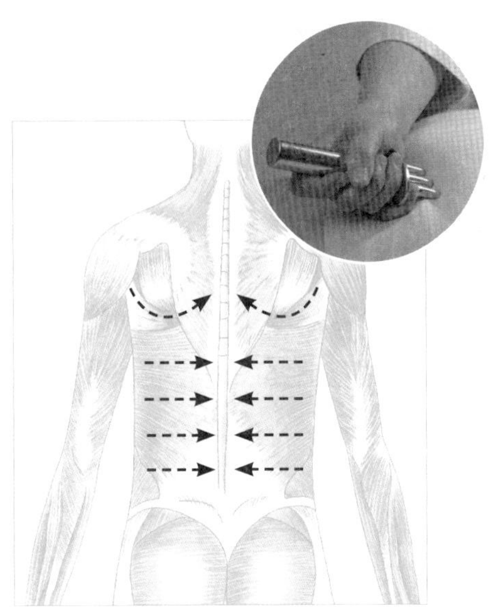

5. 沿著肩胛骨的邊緣及在肩胛骨上進行震壓。

6. 從受調理者肘關節處開始對上臂背面的肌肉進行震壓。

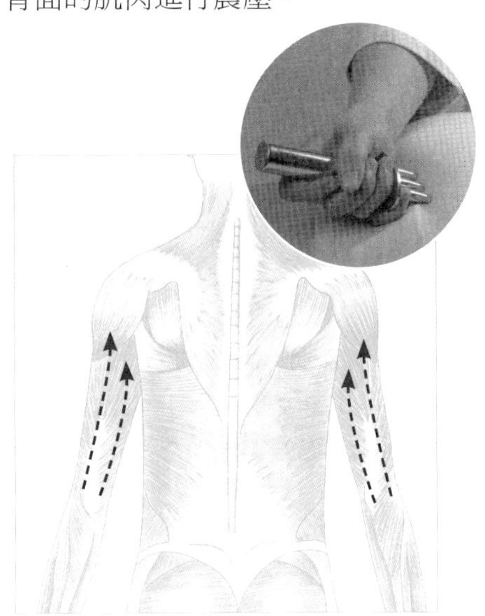

7. 對受調理者的上肩部肌肉進行震壓。

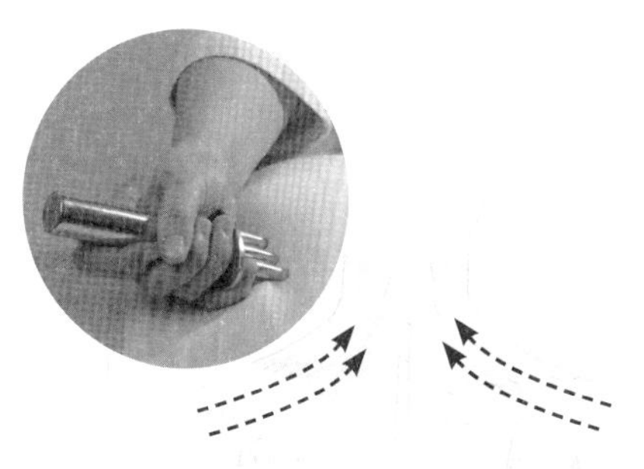

8. 對受調理者的頸部進行震壓。

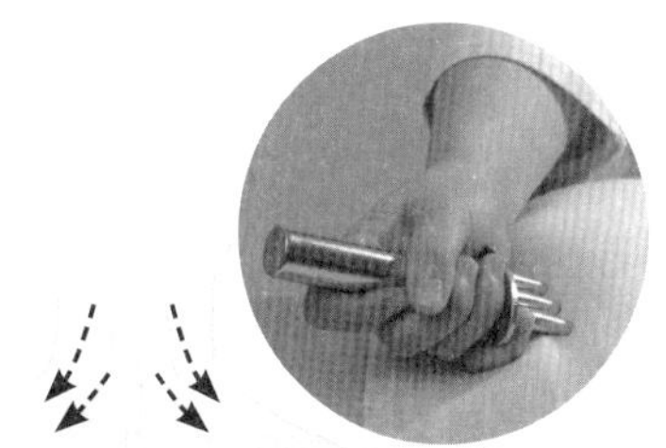

9. 運用排酸板，對被施作者的背部肌膚進行表面摩擦，以加快酸性物質透過汗液排出體外的速度。

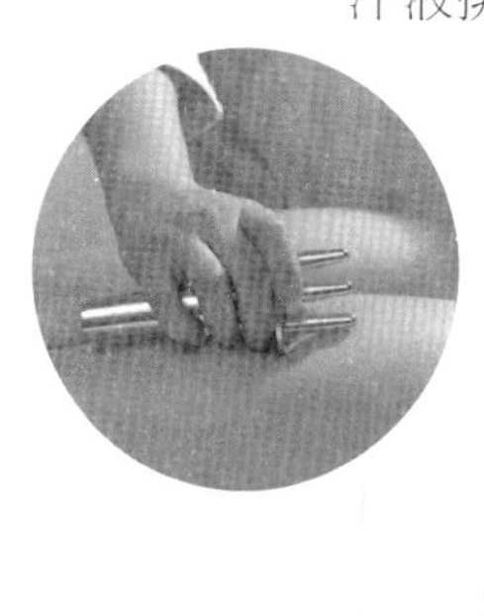

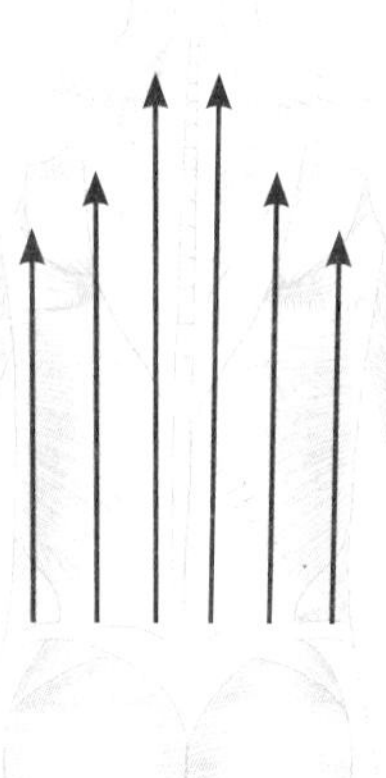

（二）腿背面

1. 對受調理者的腳跟向上用壓法。

2. 針對受調理者的小腿背面肌肉，由腳踝至膕窩上方進行震壓。

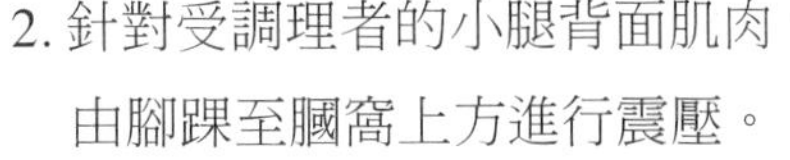

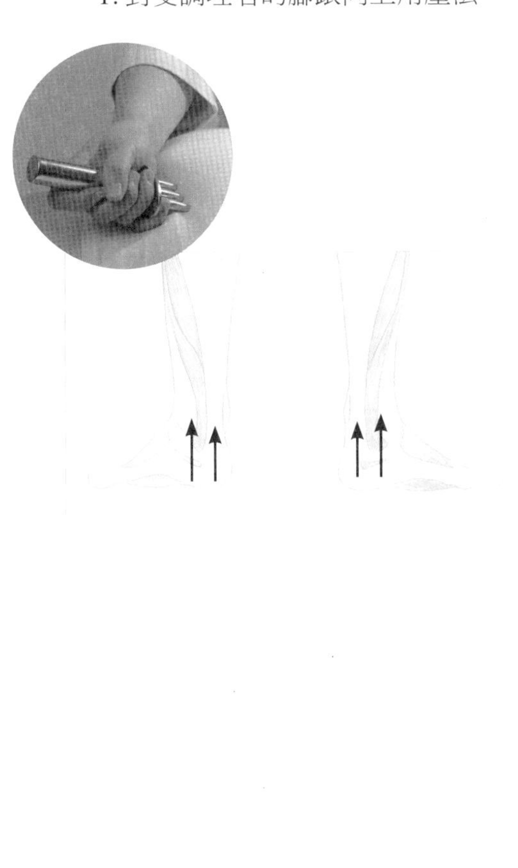

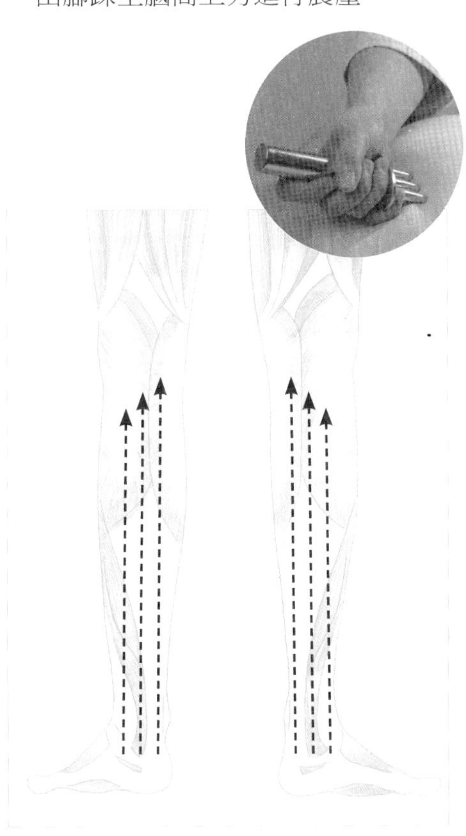

3. 對受調理者的大腿背面肌肉進行震壓。

4. 運用排酸板對於受調理者的腿背面肌肉進行表面摩擦，以加快酸性物質透過汗液排出體外的速度。

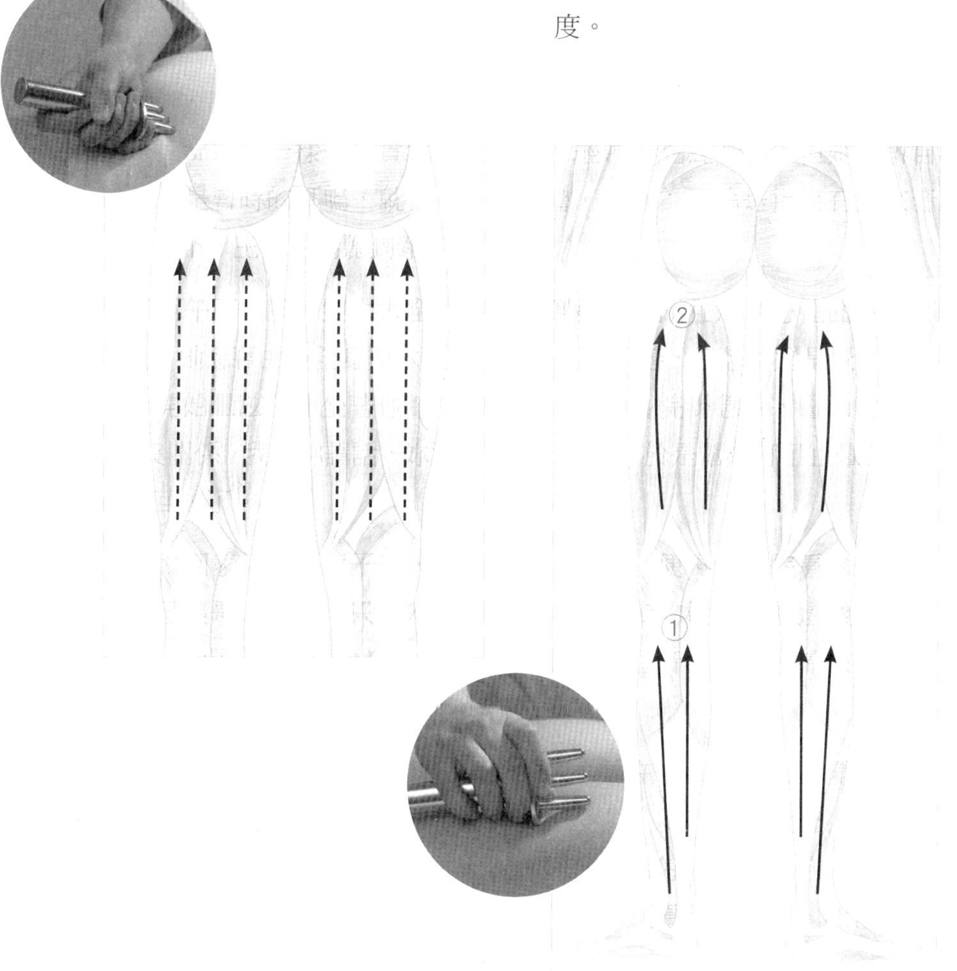

（三）頭部

1. 用二粗棒以較小範圍接觸的方式，針對被施作者的後腦部位進行排酸調理。

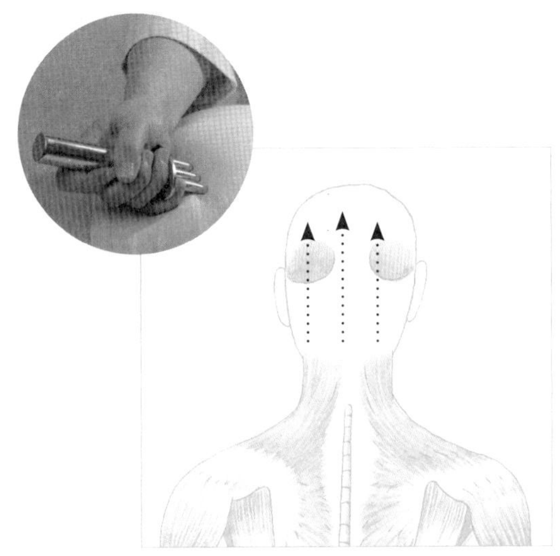

（四）腿部正面

1. 運用排酸棒於受調理者的腳背進行壓法。

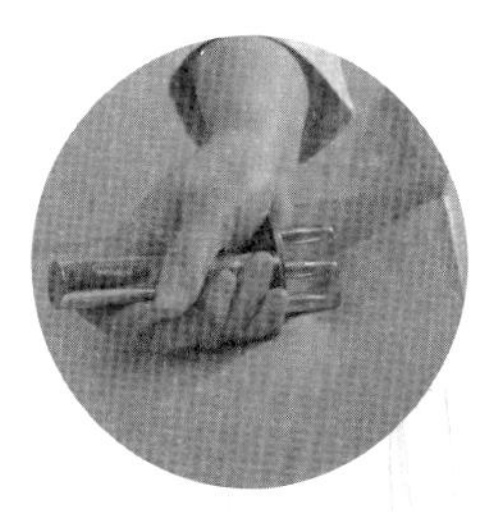

2. 針對受調理者的小腿正面肌肉進行震壓。

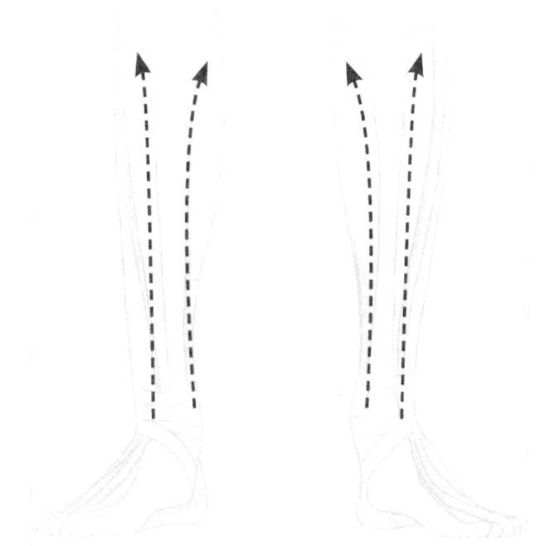

3. 沿著受調理者的小腿脛骨外側邊緣劃下，排除小腿的外側肌肉與脛骨的沾黏現象。

4. 針對受調理者大腿正面的肌肉進行震壓。

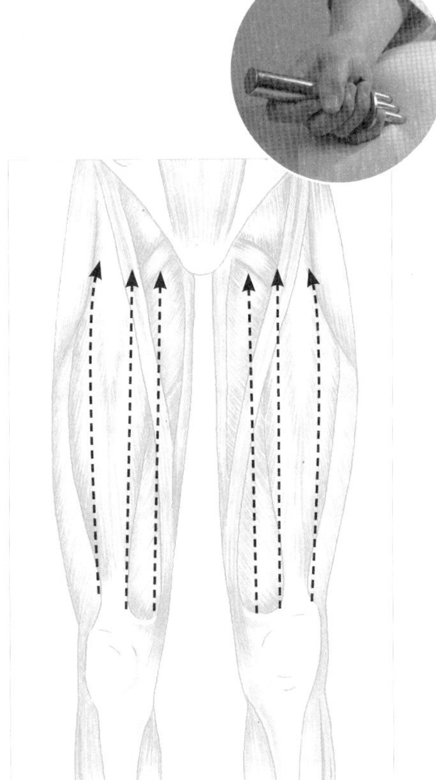

5. 將受調理者的大腿部膝蓋彎曲，針對膝蓋周圍肌肉進行震壓。

6. 用排酸板對大腿、小腿正面部位肌肉進行表面摩擦，以加快酸性物質透過汗液排出體外的速度。

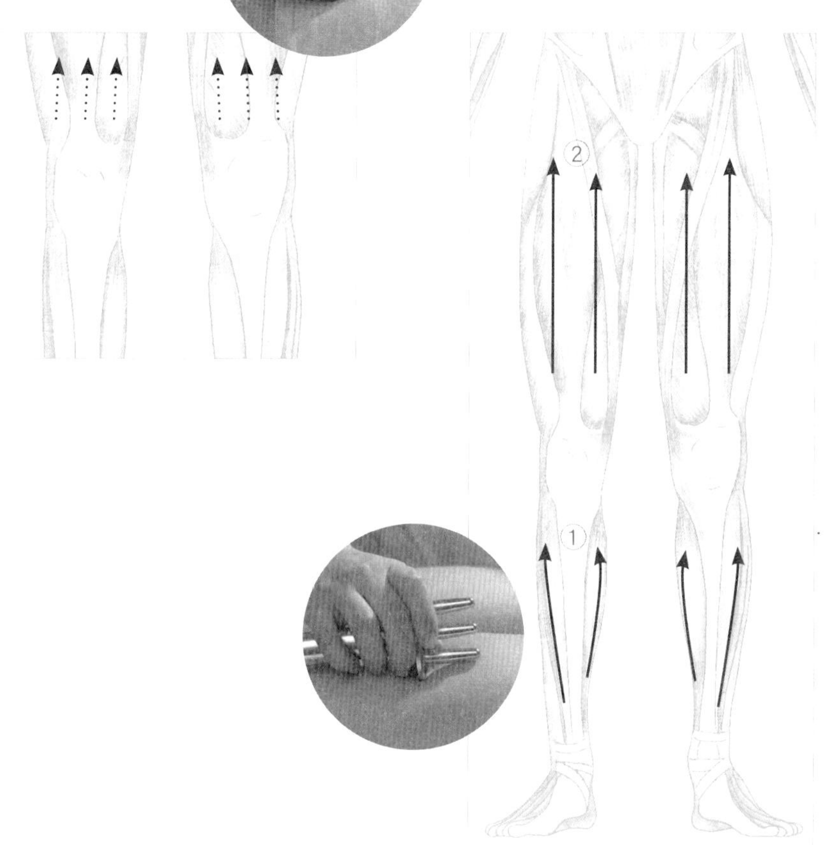

（五）上半身正面

1. 對於受調理者的腹部進行震壓，此時應先用較慢且深壓的方式，從受調理者腹部的一側引導至腹部中央，再從另一側引導至腹部中央，然後再進行震壓。

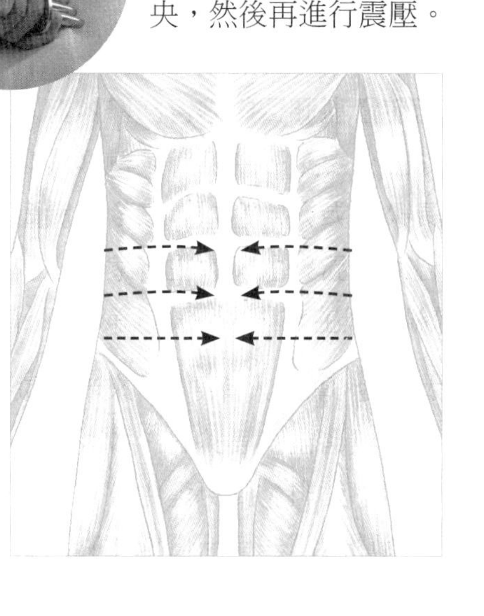

2. 從受調理者的臍下五吋至胸骨上凹處進行震壓。

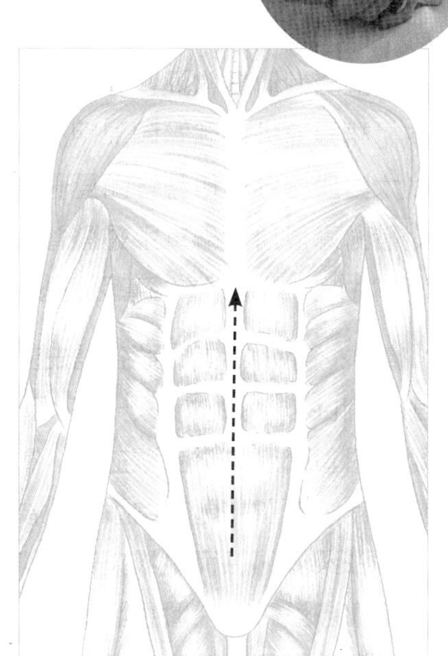

3. 沿著受調理者肋骨間的縫隙進行震壓，以排除肋間內、外肌的沾黏現象。

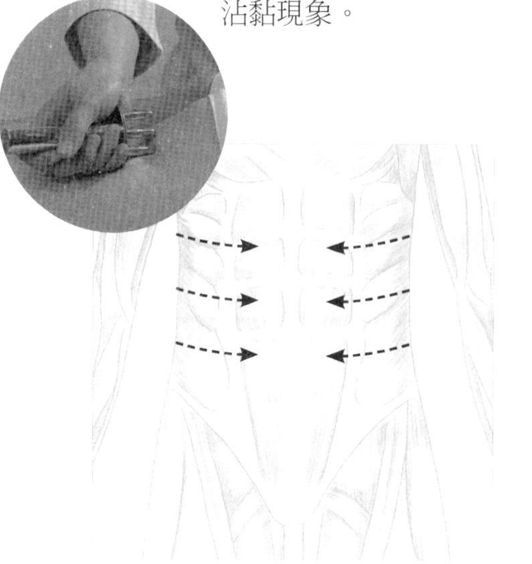

4. 沿著受調理者的胸部周圍肌肉進行震壓。

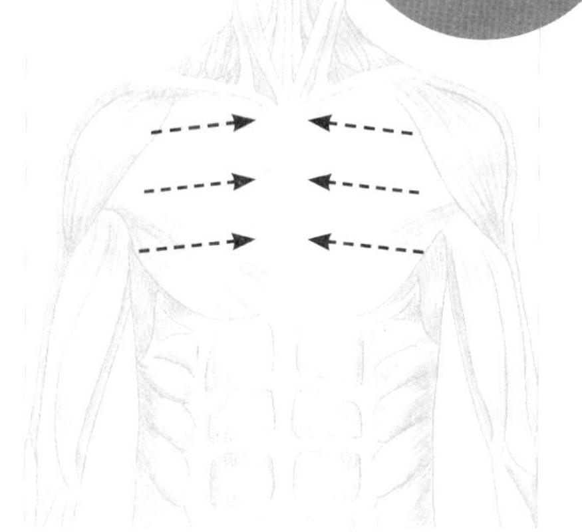

5. 對受調理者胸部側面靠近上臂部位的肌肉進行震壓。

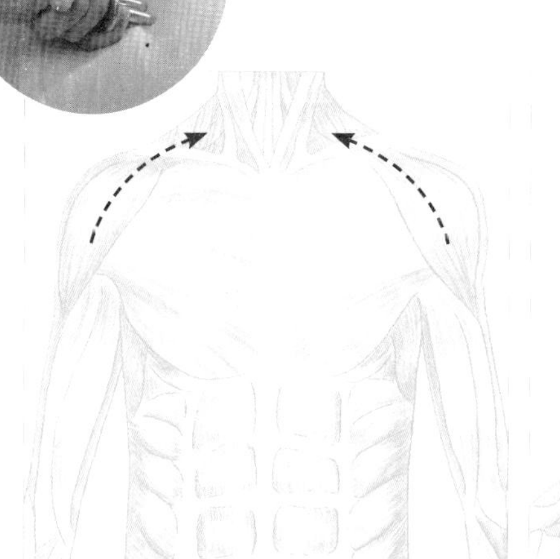

6. 從受調理者的腕關節部位到手肘，對下臂肌肉進行震壓。

7. 從受調理者的肘關節部位到肩膀，對上臂肌肉進行震壓。

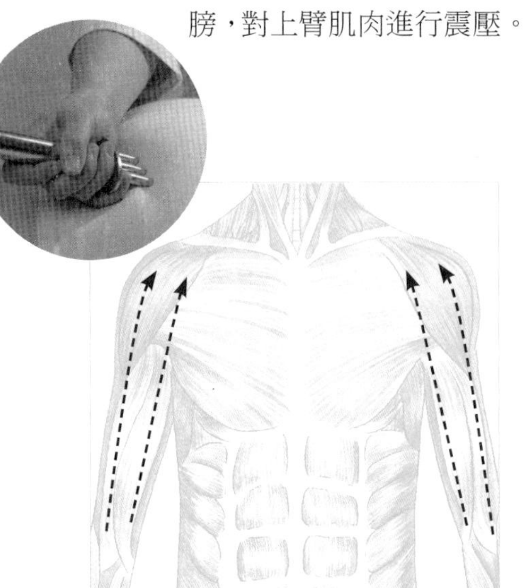

8. 對受調理者的頸部及肩部肌肉進行震壓。

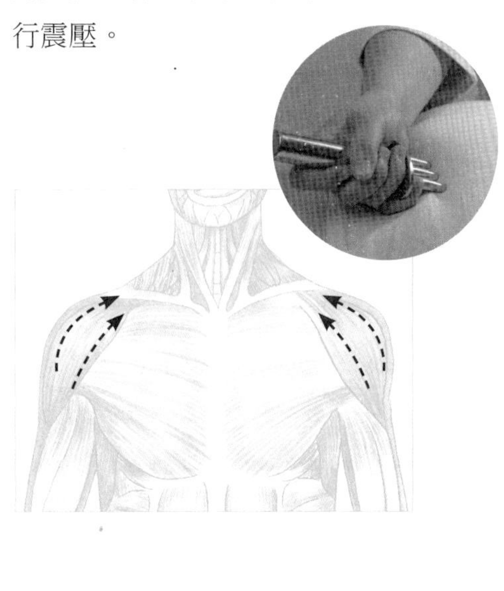

9. 用排酸板對受調理者的上半身正面部位肌肉進行表面摩擦，以加快酸性物質透過汗液排出體外的速度。

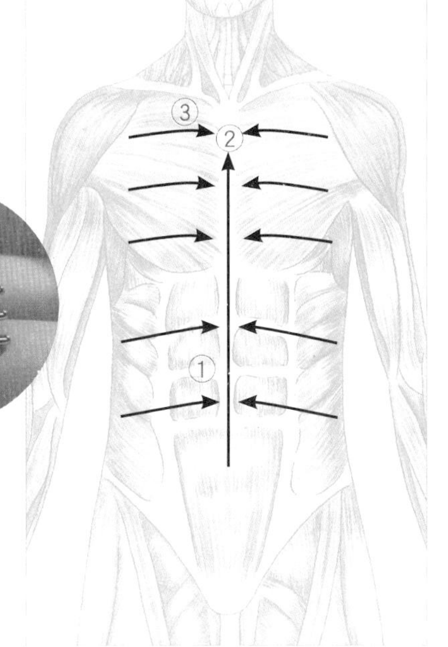

（六）頭臉部

1. 用二細棒，對於受調理者的臉部、肌肉進行震壓。

2. 用二粗棒以較小範圍接觸的方式，對於受調理者的頭部前方及頭頂頭皮部位肌肉進行施作。

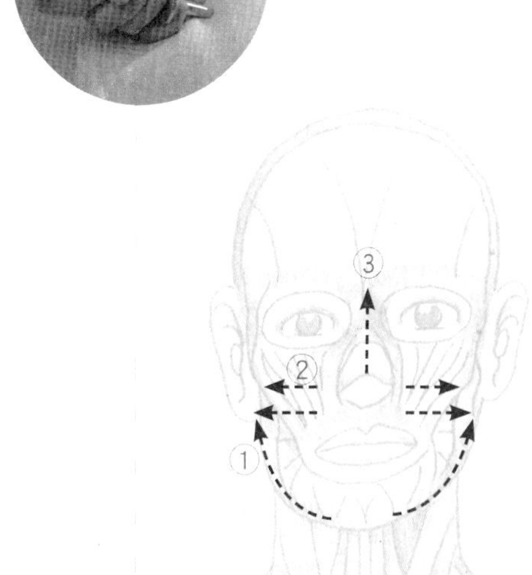

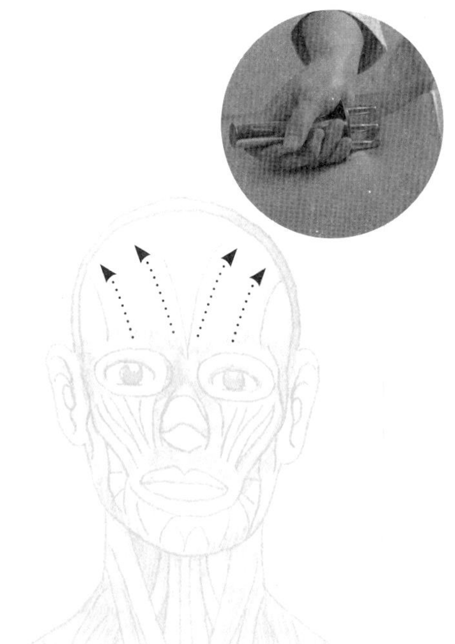

▶ 側臥體位姿勢說明

做側邊的用意，在於連接正面與背面的肋間神經，以加強胸廓的活動空間（也就是增加呼吸量），原則上可先從狀況較不好的那一側先做。

（七）右半側

1. 針對受調理者的右腿外側部位肌肉進行震壓。

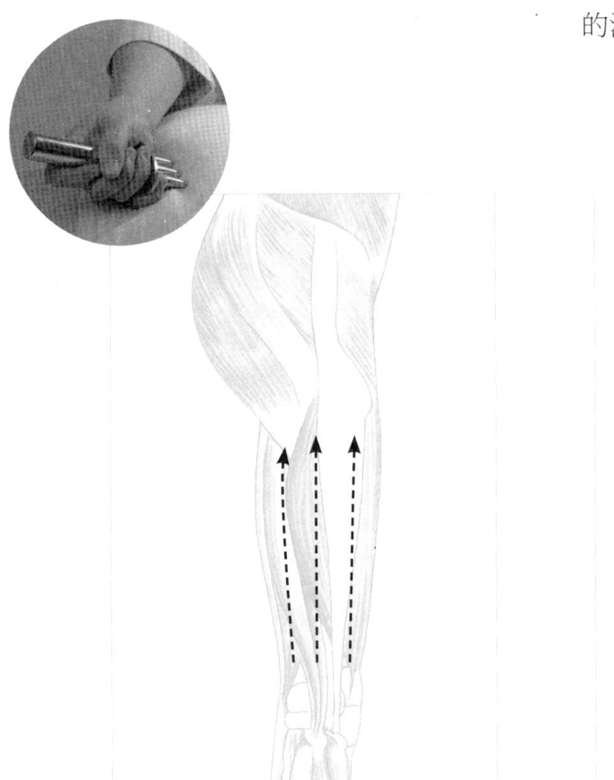

2. 沿著受調理者右側肋骨間的縫隙進行震壓，以排除肋間內、外肌的沾黏現象。

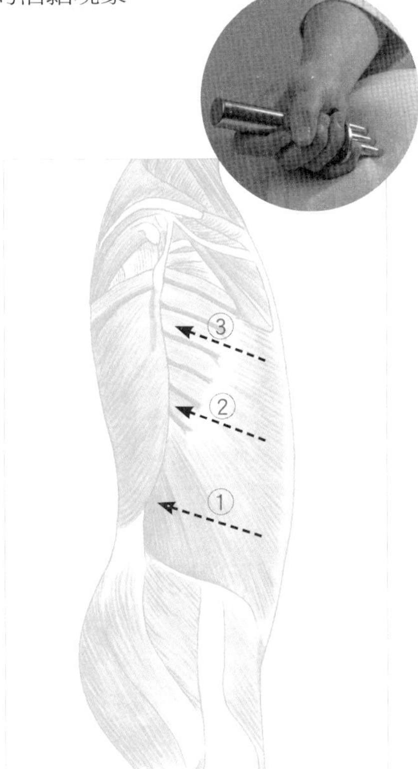

3. 針對受調理者的右上臂側面部位肌肉進行震壓。

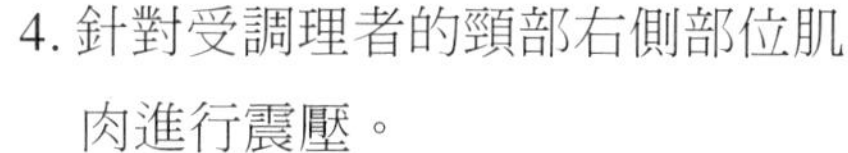

4. 針對受調理者的頸部右側部位肌肉進行震壓。

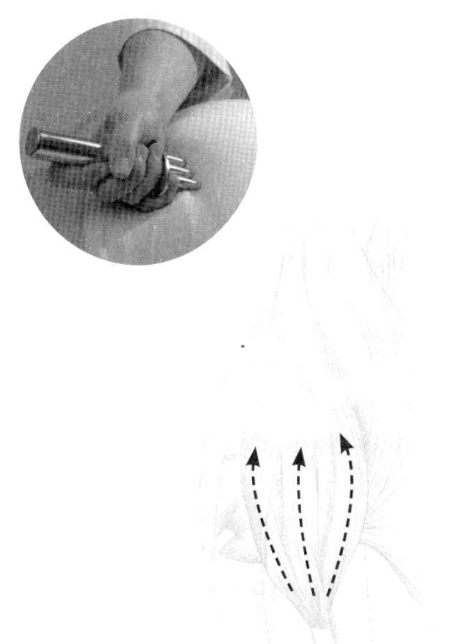

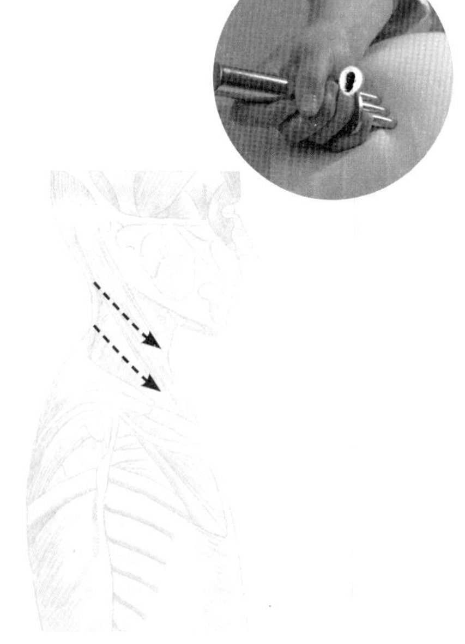

5. 用排酸板針對受調理者的身體右側部位肌肉進行表面摩擦，以加快酸性物質透過汗液排出體外的速度。

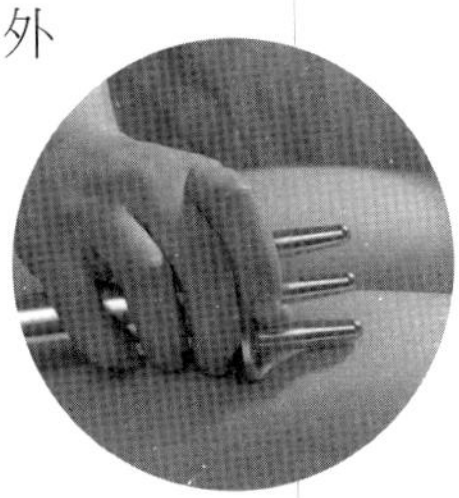

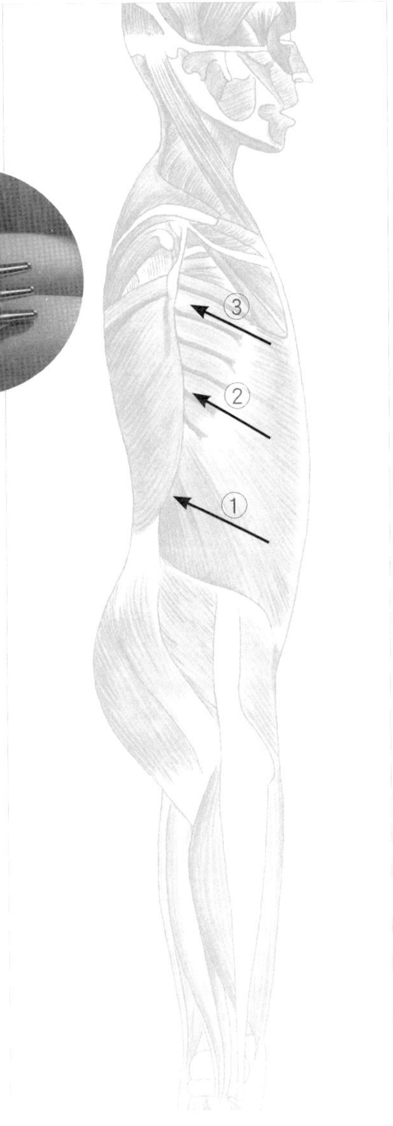

③

②

①

（八）左半側

1. 針對受調理者的左腿外側部位肌肉進行震壓。

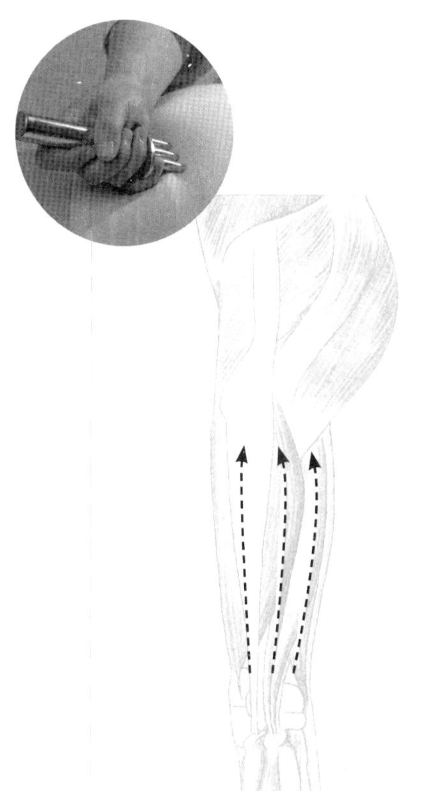

2. 沿著受調理者左側肋骨間的縫隙進行震壓，以排除肋間內、外肌的沾黏現象。

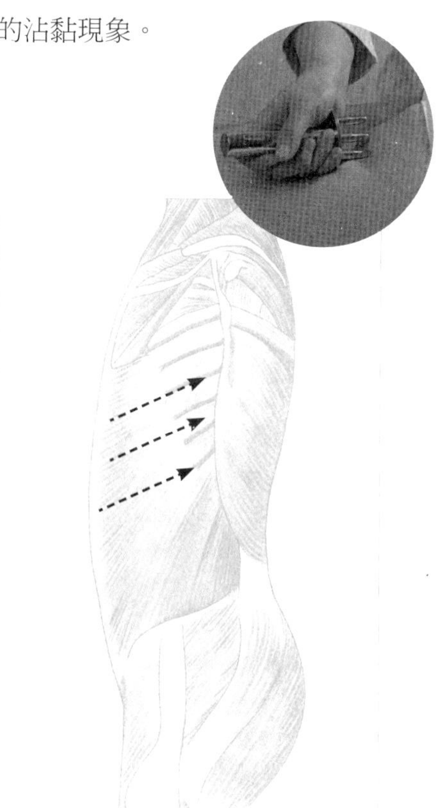

3. 針對受調理者的左上臂側面部位肌肉進行震壓。

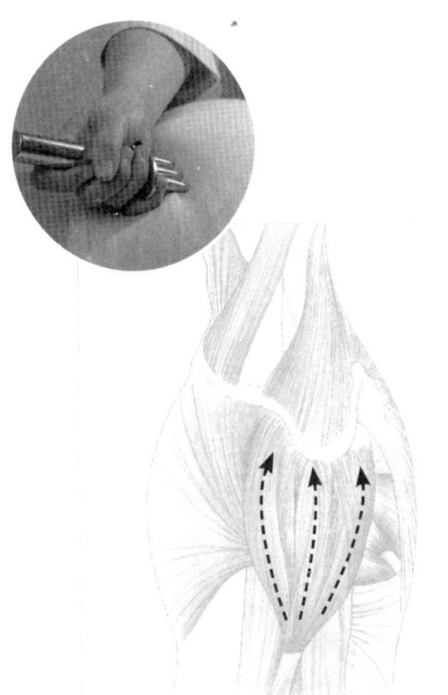

4. 針對受調理者的頸部左側部位肌肉進行震壓。

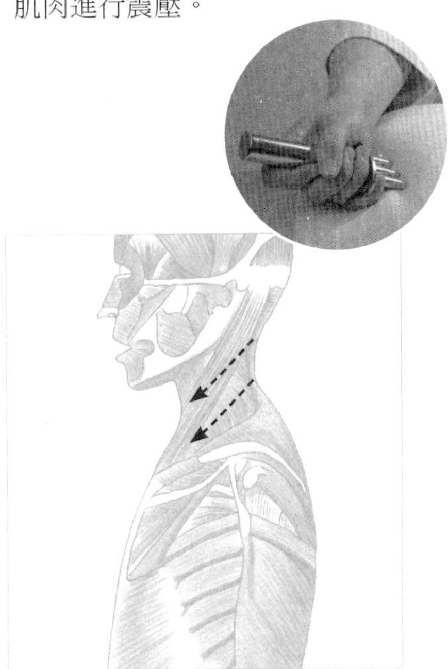

5. 用排酸板針對受調理者的身體左側部位肌肉進行表面摩擦，以加快酸性物質透過汗液排出體外的速度。

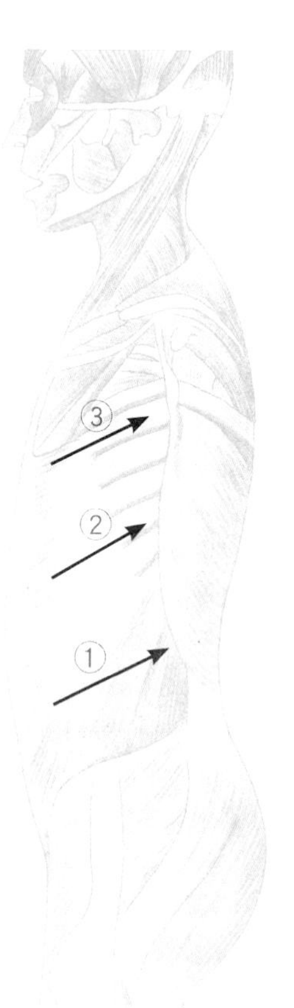

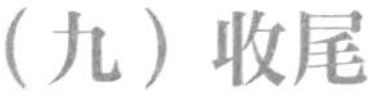

（九）收尾

結束後，要請受調理者躺平後，做胸式深呼吸數次，以使被震散且浮至皮下淺層的代謝物質，能夠被微血管快速吸收，並透過呼吸、排汗、排尿、排便等方式排出體外。

▶ 胸式呼吸

所謂的胸式呼吸，是以鼻子吸氣、小腹縮緊，讓上胸腔內吸飽空氣，再大口用嘴巴吐氣，把二氧化碳排出來。在排酸調理後，藉由這樣的深呼吸可以加快肺部的氣體交換速度並將胸廓撐開，以增加胸腔的容積。而日本醫學博士堺章的《透式人體醫學地圖》一書中所提到胸式呼吸，與施氏排酸的呼吸法原理是相同的。

接受排酸療法後的生理反應

在接受排酸療法後，身體會出現一些生理反應，因每個人病況不同、體質不同，出現的反應也不同，但這些都是正常現象，數天之後便會自然消失。略述如下：

(1) 身體疲倦與嗜睡：大部分人會有類似激烈運動過後的疲勞感覺，此時應該增加睡眠及休息時間，以使身體有充裕的時間調整及恢復體力。

(2) 精神興奮：有部分人會覺得精神狀態比平時稍微興奮，幾日內即會消失。

(3) 皮肉疼痛：排酸療法是直接在肌膚上震壓，難免會有輕微的皮肉疼痛，幾日內疼痛感即會消失。

(4) 皮下瘀青：不健康的微血管在受到震壓的刺激後，會在皮下產生瘀血現象，數日後即會逐漸消退。

(5) 瀉肚、排黑便或排氣：因排酸療法會強化新陳代謝、刺激腸胃蠕動，幫助腸內穢氣及宿便排出，因此一部分人會有瀉肚、排黑便或排氣現象，經數日後即會恢復正常。

(6) 汗量增加或汗味加重：對於平時都在冷氣房的人來說，流汗變得越來越不容易，體內酸性廢物也少了一個排出的管道。排酸療法能使皮下組織的血液循環增加、汗腺分泌旺盛，促進體內酸性廢物的代謝，因此部分酸性廢物會從汗腺排出。許多人在開始接受排酸調理後，會發現汗量增加，有的還會汗味加重。但這只是一時的，過一段時間後，味道就會變淡，不用擔心。

提高排酸效果的要點

休息就是最好的治療。一般建議，在接受排酸療法調理後，至少要讓身體放鬆三十分鐘，可以的話，最好能夠馬上休息，不要從事過於粗重的勞力工作，以便讓身體快些進入副交感神經活躍的修復狀態，讓肌肉有足夠的時間恢復活力。此外，也要適度增加水分及維他命B群的攝取。

二、顏面神經麻痺

施老師觀點

曾有人一覺醒來，發現自己半邊臉麻木無知覺，還眼歪嘴斜，以為自己中風了，其實只要沒有合併手腳的半邊癱麻，大多數只是顏面神經麻痺。最常見的急性單側顏面神經麻痺是無法皺眉、無法閉眼及鼻唇溝變平、嘴角歪斜等現象。而且患者容易發生角膜炎，吃東西、喝水也比較不方便。

臨床表現

有天晚上，王太太的老公半夜起來上廁所，回到床上時，突然發現熟睡中的王太太左眼沒有完全閉合起來，右眼則是正常閉起來的。他原本以為是自己一時看錯。隔天早上，他叫王太太照鏡子看看情況，果真王太太的左眼無法自行控制閉起來；刷牙漱口時，水也會不受控制的流出來，得偏向另一邊，才能施力將水吐出來。中午吃飯時，王太太也發現自己的半邊嘴巴變得麻麻的，失去味覺，尤其吃到辣的食物時，會明顯感覺到半邊辣、半邊不辣；咀嚼時，嘴巴也不聽使喚，必須利用有知覺的舌頭來協助，或是用手指頭來推到中間，才得以吞嚥。嗅覺也有一邊聞得到、一邊聞不到的情況。外出時，風一吹，王太太的眼睛就會不自覺流眼淚，且變得很畏光，必須戴墨鏡，眼睛才會比較舒服。

隔壁鄰居建議王太太應該趕快去看醫師，擔心她可能是中風了，就醫後，她才知道自己得的是顏面神經麻痺。醫師開類固醇和維生素給她來減緩症狀，但一兩個禮拜後還沒有什麼改善。於是她又經人介紹去看中醫，想試試看針灸，經過一段時間後，情況是有些改善，但偶爾遇到緊張或壓力大時，鼻子還是會有一邊聞得到，一邊聞不到的狀況。

調理手法

從淺層闊頸肌以壓法由鎖骨端做到下顎。再將頭部側旋朝右，處理胸鎖乳突肌及斜方肌上段，以輕度震壓手法由鎖骨端到乳突，肩峰鎖骨關節到枕骨一路直達頭頂，再以此同手法完成另一側。

> 神經示意圖

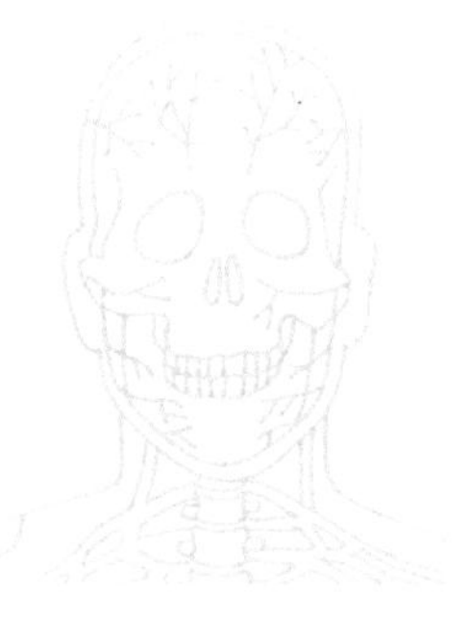

> 肌肉解剖圖

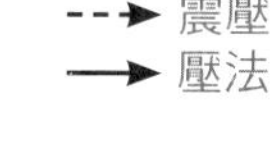

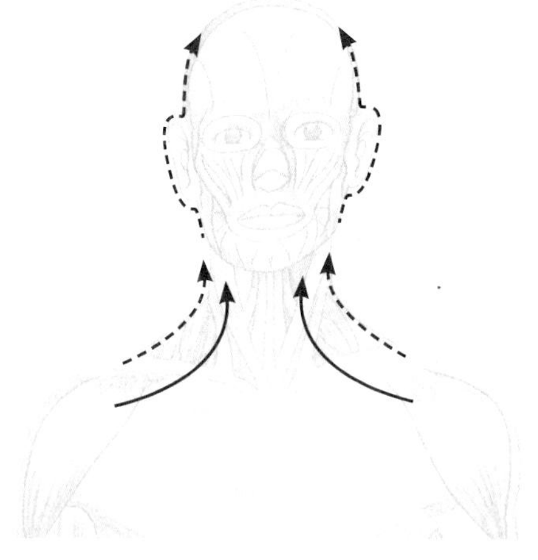

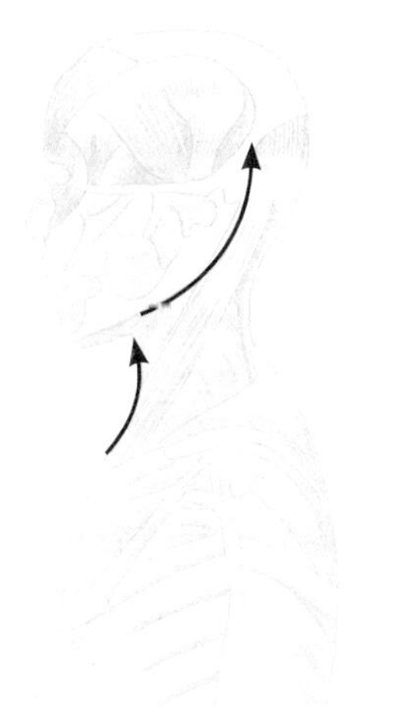

三、孩童氣喘及成人氣喘

施老師觀點

氣喘是因為氣管發炎而使管腔變窄，空氣流通不暢，造成體內氧氣不足而呼吸急促，身體希望能吸入更多的空氣，因而顯現出「喘」的現象。症狀較輕時，只會感到胸悶，而嚴重時就變成氣喘發作。很多有氣喘的老年病人，都是因為早期沒有好好治療，氣管一直在發炎，所以肺活量變得很差，甚至使用氣管擴張劑也沒有效。所以有氣喘狀況時，不可強自忍耐，若使氣管纖維化，就很難治療了。

臨床表現

現今由於空氣品質不佳，有很多孩子在嬰孩時期就容易感冒而引起氣管、支氣管相關疾病。剛開始病症輕微時，家長容易誤以為是感冒而輕忽了，直到孩子又咳又喘，甚至吵著說：「媽媽，我吸不到空氣！」才會趕緊帶孩子就醫，得知原來孩子有氣喘。通常醫師會開立氣管擴張劑，情況嚴重一點時，還會給吸入用的類固醇，但這些藥無法完全治療好氣喘問題，最後用藥只會越來越加重。

王小妹妹就是很典型的例子，她從八歲時就常常咳嗽，且越來越頻繁。媽媽剛開始以為王小妹妹是感冒，但吃感冒藥後並沒有好轉，後來帶去給醫師仔細檢查，發現王小妹妹不舒服時經常會呼吸急促，感覺吸不到空氣，還聽到呼吸有雜音。醫師告訴她，這就是氣喘，千萬不能小看。

此外，如果感冒經常性的發生又疏於治療，久而久之就容易造成氣喘的毛病。

調理手法

針對胸廓部分進行加強，特別是肋弓以上的範圍。

針對成人的調理法，是先以排酸棒摩擦上半身，使毛細孔張開，讓皮下組織的酸散發排出。而孩子部分，因皮膚較為細嫩，通常是用手擠捏的方式來調理。接著使用排酸棒沿著胸大肌往上震壓到胸鎖關節處，然後做到鎖骨、胸鎖乳突肌等地方。背面的頭殼皮要加強下視丘，還有在脊椎兩側豎脊肌邊緣刺激交感神經與副交感神經。

然後請被調理者側躺，調理該側的胸大肌、三角肌前面部位、肋間內肌、肋間外肌，以及較下方的腹直肌、腹內斜肌、腹外斜肌，接著換邊調理另一側的前述肌肉群。

如此一來，就能使胸廓在呼吸時自然擴大與收縮，讓肺部的氧氣充分交換完全，同時活化肺氣泡，加強其傳導功能。

> 肌肉解剖圖

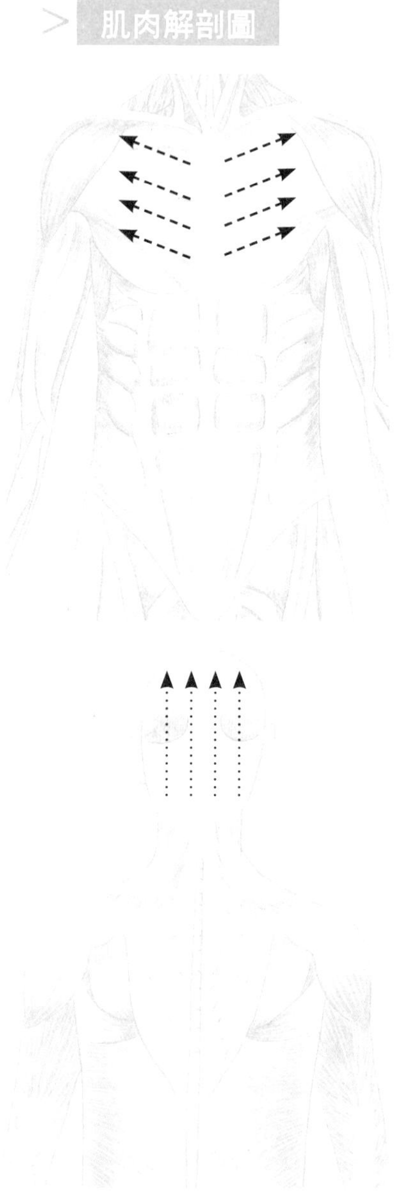

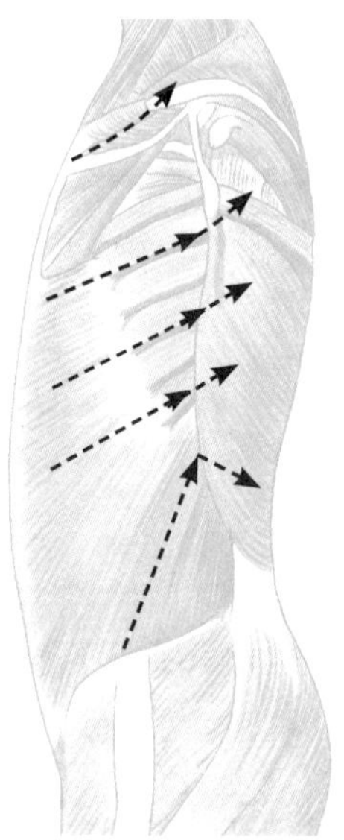

> 神經示意圖

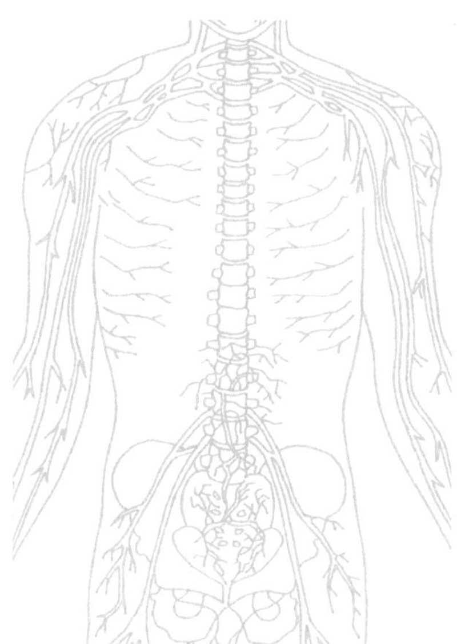

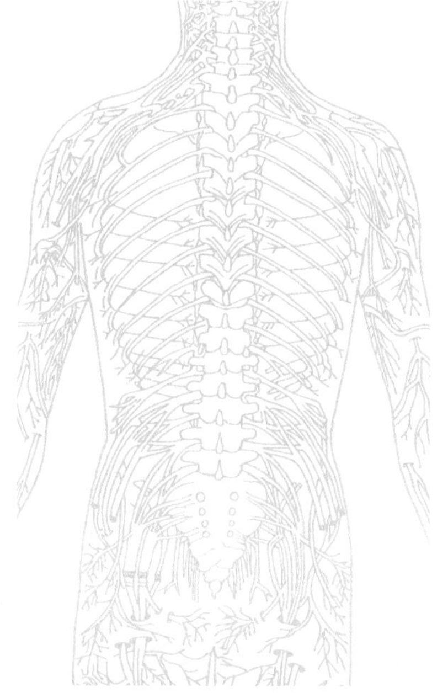

四、女性經痛

施老師觀點

很多女性在經期間會有身體不適的情況，輕微者可能是腰痠背痛，較嚴重者下腹部會感到劇痛，甚至會伴隨著頭痛，總是會影響到上課或上班，甚至睡眠狀況。部分人會吃止痛藥來減緩不適，長期下來變得依賴止痛藥。但止痛藥吃多了，不僅會有傷害胃、腎等器官的疑慮，也許還會造成日後經血減少、經血顏色暗沉的情況。

一般來說，經痛可分為原發性跟續發性兩種。不明原因導致子宮痙攣、前列腺素分泌旺盛的稱為「原發性經痛」，以及原因明確的子宮內膜異位、子宮肌瘤、巧克力囊腫造成的稱為「續發性經痛」。若屬於嚴重者，醫師通常會考慮用劑量較高的止痛藥、止痛針劑，甚至有可能使用到抑制卵巢功能或荷爾蒙的藥物，來製造假停經、假懷孕的狀態，藉此來減少患者疼痛的次數。

有子宮內膜異位症狀的人會經常腹瀉，且會經血過多，若再喝活血處方的「四物湯」恐怕會「血」上加霜。民眾常以為中藥沒有副作用，自己抓藥胡亂補一通，導致經期症狀越來越嚴重的病例，十分常見。

臨床表現

王小姐是個去年踏入職場的新鮮人，從青春期開始，每次經期來都會肚子痛得很厲害，不但臉色蒼白像生病一樣，有時甚至會痛到嘔吐，痛得在床上打滾更是家常便飯。

每次經痛時，王小姐就請媽媽跟學校請假，然後在家休息，她妹妹還很羨慕她每個月都可以在家休息一天，但她只能跟妹妹說，沒經歷過經痛的人，是無法體會她所遭遇的痛苦啊。

學生時期還可以因為不舒服請病假休息一天，但現在已經是個上班族了，工作都快要做不完，怎麼可能隨隨便便請假在家休息。王小姐不僅擔心影響工作進度，也怕主管以為她在偷懶，所以每次經痛時就會吃止痛藥、○○湯等，當下雖然暫時麻痺了知覺，但其實還是沒有解決經痛的原因。

有些人雖然不會經痛，但也會因為課業或工作帶來的壓力，或者內分泌、卵巢本身問題，導致經期不順。而這些都是現代很多女性，不管自己或者周遭親朋好友可能會遇到的婦科問題。

調理手法

先請受調理者俯臥，然後以排酸棒從腿部由下往上做到坐骨神經，加強神經的傳導功能。然後請被調理者仰臥，在大腿內側沿著股薄肌施作。在股薄肌的近端點、靠近恥骨處之上方為其中一點，需以垂直單震法施作；在股薄肌的近端點、靠近恥骨處之下方為另一點，以四十五度角單壓法施作。在身體相對側的同樣位置有另外兩點，此四點合稱為「施氏特四點」。這樣操作後，可以加強子宮蠕動功能，子宮頸也會鬆開，讓經血順暢排出，舒緩經痛的痛苦。

> 肌肉解剖圖

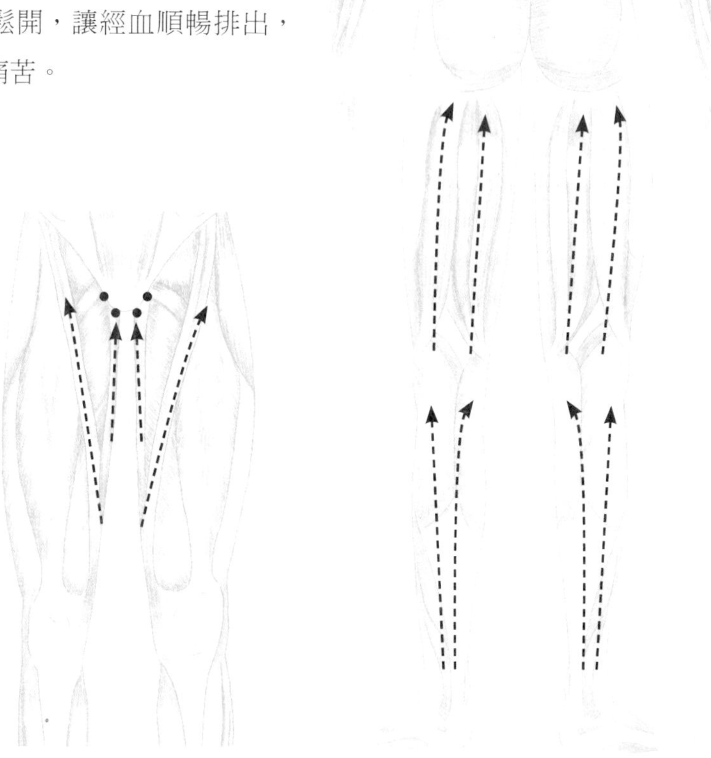

> 神經示意圖

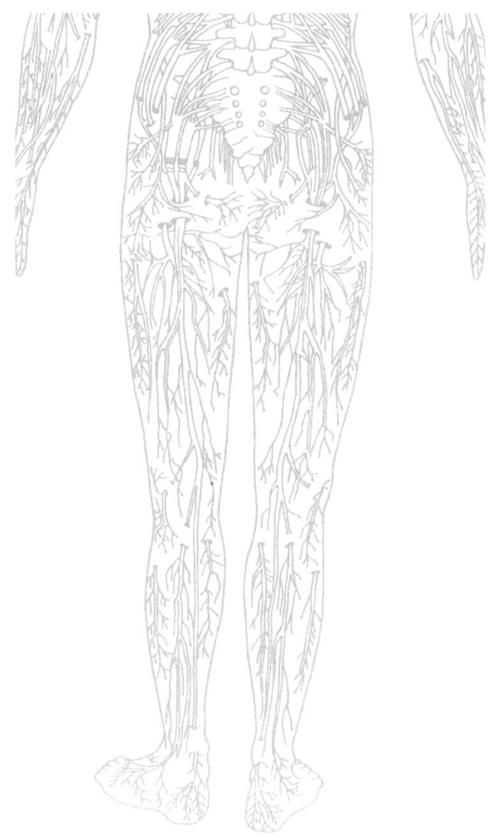

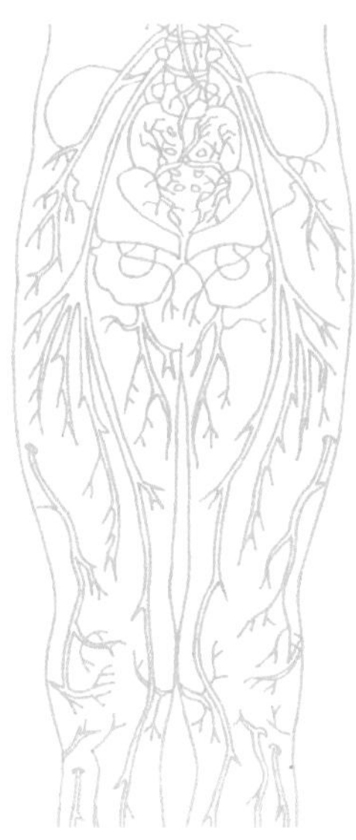

五、婦女更年期症狀

施老師觀點

很多更年期的婦女都會發現，隨著女性荷爾蒙分泌減少之後，不但會有熱潮紅、心悸不舒服的症狀，甚至陰道也會越來越乾澀，有時會奇癢無比，令人坐立難安。隨著更年期時間越久，狀況越來越明顯，如果沒有適當的處理，很容易變成慢性陰道炎，成為難纏的困擾。而有的婦女在更年期後長期服用女性荷爾蒙藥物，也容易造成女性荷爾蒙中的雌激素過度刺激子宮。

臨床表現

一般多數女性的更年期是能平穩度過的，但有部分人因為神經血管障礙和內分泌紊亂，身心就會受到影響。像有一位外商公司的高階主管陳小姐，年約四十歲，以前在工作上做事條理分明、個性溫和、待人和氣，但近一年來不知為何性情大變，情緒變得很容易暴躁，只要員工一個小小的錯誤，往往就會暴跳如雷，情緒起伏很大。回到家後，也因為情緒不穩定，常常對先生疑神疑鬼，對孩子也沒耐心，原本和樂的家庭現在氣氛變得很緊繃。

陳小姐對於自己這樣的變化也很不解，並感到擔憂。起初，她去看家庭醫師，醫師建議她去看心理醫師，但她吃了心理醫師開的藥之後，除了有昏睡的症狀外，記憶力也變差，身體更開始出現一些問題，有時上班沒多久就感到疲倦，所以吃了好一陣子藥後，就不敢再繼續吃了。此外，陳小姐以前一天可以喝兩杯咖啡，現在只喝一杯就會感覺心悸，而且還變得特別怕熱，並發現月經慢慢變得稀少且周期變得不規則。

親朋好友跟她說：「妳可能是更年期到了喔！」她心想，自己才四十三歲，怎麼可能是更年期呢？但她的確覺得自己的皮膚變得乾燥，也失去了彈性。後來，她經家庭醫師介紹轉給婦產科醫師後，診斷她因更年期缺乏女性荷爾蒙，建議她施打女性荷爾蒙，甚至也有人介紹她到日本施打胎盤素，因為在臺灣施打動物性胎盤素是非法的，不但來路不明，在衛生安全上也有疑慮。但到日本施打合法的胎盤素費用十分昂貴，也不是長期負擔得起的。

目前坊間大部分都是施打女性荷蒙來減緩女性更年期的病症，雖然這是合法的，但長期施打會不會致癌，目前還沒有真正的數據可以證明，所以她心裡也很不安。

題外話，十幾年前，我們同棟樓的美容中心，曾經為客人非法施打胎盤素後被檢舉，衛生署來搜查時，他們臨時把一箱箱的藥品寄放到我們旁邊的樓梯口。一開始我不以為意，但實在好奇那些到底是什麼東西，於是詢問對方。對方才說，這是現在很夯的胎盤素藥劑，還跟我說，他們進貨只要三十八元，原本幫客人施打一針只要五百元，但客人質疑在外面都要三千元，怎麼這裡會這麼便宜？於是他們調高到三千元，結果沒想到價位調高，生意反而越來越好。

調理手法

給予「施氏特四點」適當的刺激後，就可以促使人體分泌前列腺素，迅速喚起女性陰道的分泌功能。不管女性的卵巢是否因手術而割除，或已到更年期不再排卵與分泌激素，都可藉由按壓「施氏特四點」來改善陰道乾澀的狀況。

到目前為止，中外醫學界都沒有發現「施氏特四點」與這些神經的關連性，我們也無法明確知道其內部機轉作用，只知道刺激之後身體會有前述的反應。若醫學相關單位能加以探討施氏特四點的作用原理，就可以造福很多同胞了。

> 肌肉解剖圖

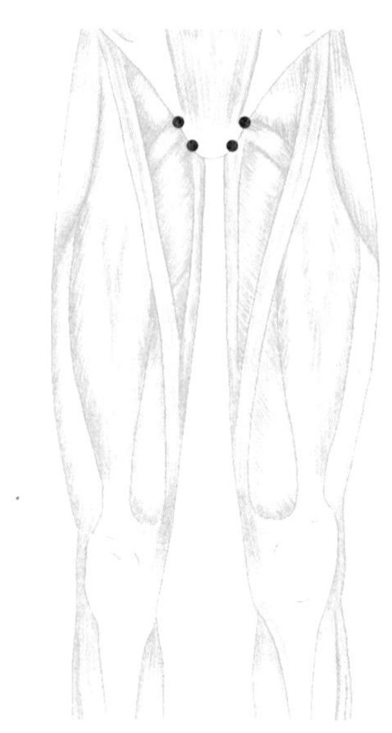

> 神經示意圖

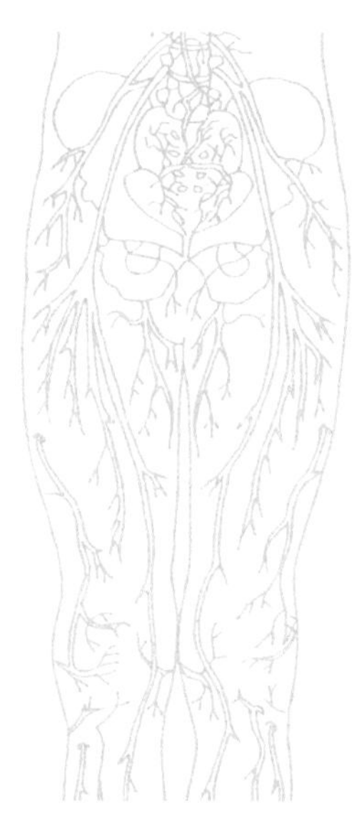

六、手麻及肩頸僵硬

施老師觀點

頸部痠痛是很常見的狀況，除了發炎性關節病變原因以外，創傷是造成頸部疼痛的另一個重要因素。事實上，創傷包含外傷、緊張、姿勢等狀況，尤其持續肌肉緊繃是造成頸部痠痛、麻的原因。放鬆收縮的肌肉，包括心理的調適與練習肌肉鬆弛，都可以減緩痠痛狀況，但如果症狀太過嚴重或長期反覆發作，西醫常會使用肌肉鬆弛劑及短期消炎止痛藥來緩解。

臨床表現

張小姐是一位年約四十歲的國小老師，她在大學畢業後順利考上教師職照，從此便開始了穩定的教師生涯。教師的薪水雖然不是很優渥，但因為家庭經濟小康，且未婚，也沒有對象，因此生活開銷沒有什麼負擔，閒暇時的娛樂便是和朋友看看電影，或是到運動中心跑步、游泳，生活算是愜意無憂。

不知從什麼時候開始，張老師常常會覺得肩頸很痠，當然，肩頸痠痛實在是現代的文明病，幾乎不管什麼職業的人都有可能發生，因此她也不以為意，通常只要自己用手捏一捏就能稍微舒緩。過了好一陣子，情況越來越嚴重，嚴重到才上課沒多久，就會明顯感受到痠痛。雖然肩頸痠痛不是什麼病，但痛起來還真是要人命。這情況大大影響到張老師的上課情緒和日常作息，原本愛跑運動中心的她，變成常去 SPA 中心做按摩，按摩的小姐總是說她的肩膀非常僵硬，雖然特別加強了肩膀和手臂的按摩，但通常只會舒服一天左右。

這個情況漸漸地從痠痛演變到劇痛，手竟然舉不太起來了，連簡單的梳頭都沒辦法做；穿胸罩時，需在正面腰間先扣好再轉回背面；睡覺時，還會因壓到側肩膀而痛醒。不僅日常生活變得困難，甚至影響到工作，授課時無法舉手寫黑板，需要請同學輪流幫忙。嚴重到這種程度，不是做按摩就可以解決的，最後只好去看醫師，但西醫通常只是開立肌肉鬆弛劑。張老師雖然有配合中醫針灸，加上勤跑復健中心做復健，但情況都沒有好轉。

張老師的情況為「黏連性肩關節囊炎」，也就是俗稱的「五十肩」（又稱冰凍肩）。由於此病症常好發於五十歲左右的中年人，因此被稱為五十肩，但近來年齡層已經有下降的趨勢了。只要動作失當、運動傷害或是缺乏運動，皆有可能會引起內部組織受傷和沾黏，造成關節活動幅度受限的五十肩病症。

> 肌肉解剖圖

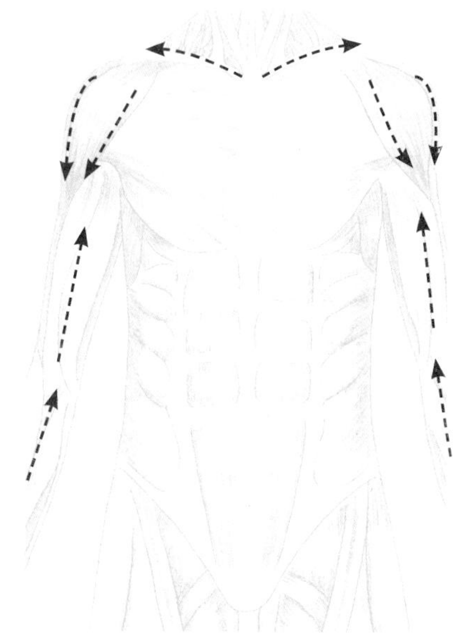

調理手法

針對手麻症狀，要先請受調理者仰躺，在鎖骨與胸鎖乳突肌之間加強震壓約二至三次，每次約一秒鐘，然後順著鎖骨往三角肌、肱二頭肌、肱肌等肌肉與肌肉之間的縫隙間做震壓，解除沾黏使其恢復彈性，就能改善血流循環與神經傳導。

如果是手腕或手指的動作發生障礙，就要調理手掌的肌肉群，包括內收拇肌、外展拇短肌等，然後沿著手臂往上調理到手臂肌肉群，包括屈拇長肌、屈指淺肌等。

調理五十肩時，要先讓受調理者俯臥，雙手放平或下垂，由下往上震壓大菱形肌、斜方肌等肌肉後，讓被調理者仰躺，再沿著鎖骨、三角肌、胸大肌等肌肉施作。然後，請被調理者側躺，以單棒震壓棘上肌與斜方肌中段約二至三次，每次一秒鐘。一邊施作的同時，一邊請被調理者做胸式深呼吸，使其肺活量擴大，讓細胞吸到養分。

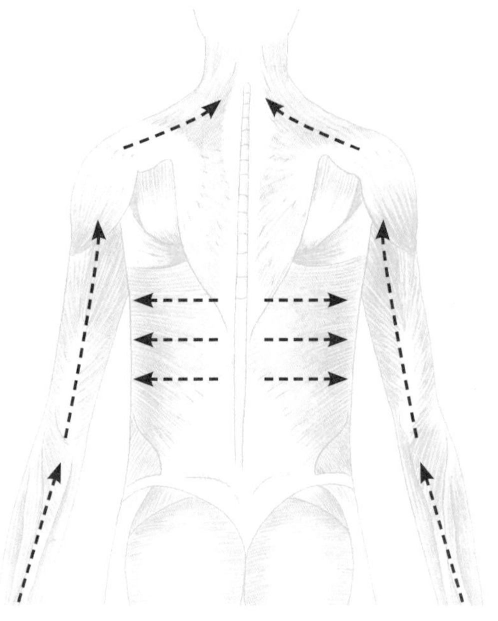

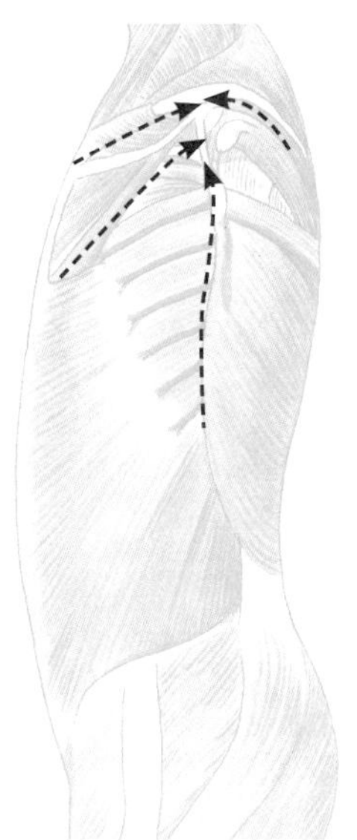

神經示意圖

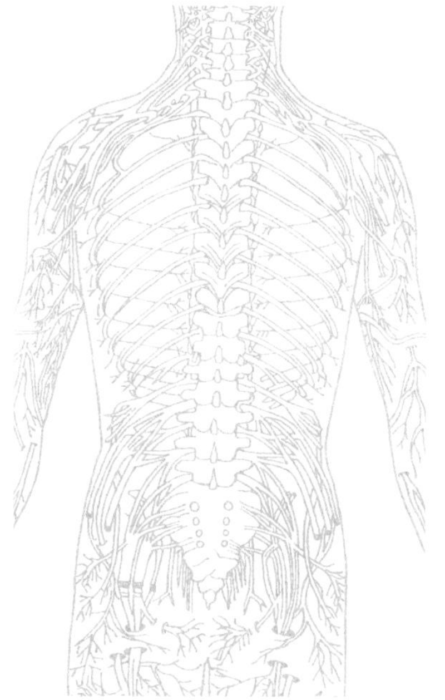

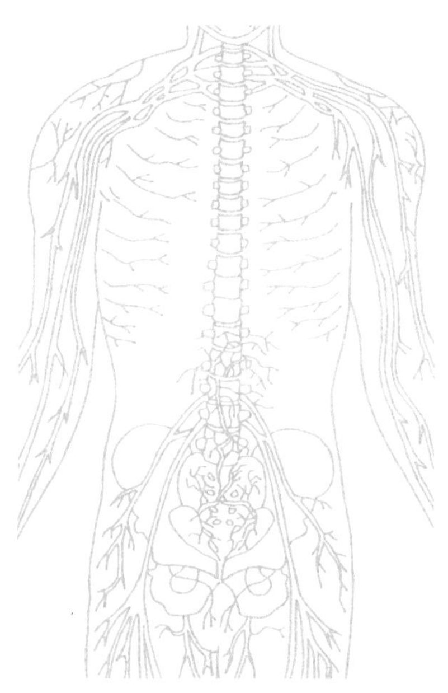

七、憂鬱症

施老師觀點

醫學研究發現，服用抗憂鬱藥物的民眾恐怕只是在浪費時間和精神，因為這些藥物的療效和安慰劑差不多。事實上，憂鬱症尚未被確認是大腦的哪種分泌物質造成的，精神科的理論也只是假設憂鬱症可能是血清素或多巴胺的問題所引起。每個人都有心情不好的時候，若在此時被貼上「憂鬱症」標籤，很可能就吃藥一輩子，因為醫師說要避免復發，所以要吃藥控制。此外，因甲狀腺分泌不足、腦瘤、荷爾蒙失調而服用藥物，都有可能造成憂鬱，所以民眾在就醫前，應多了解相關資訊，以確保自身權益。

臨床表現

周老師是高中美術老師，個性溫柔，長相甜美，有個結婚多年的老公和可愛的孩子，是人人稱羨的美滿家庭。她老公是個建築工程師，英俊挺拔，在公司深受同事以及廠商的喜愛，不時會收到同事、廠商邀約的應酬，三不五時就晚歸甚至不回家。因為工作很辛苦，所以她老公希望回家後可以好好安靜休息，都會在書房裡做自己的事。周老師知道老公的辛苦，也盡量不去煩他，把家裡打理好好的，不讓老公操心。只是漸漸的，她發現自己跟老公之間似乎越來越有距離，不僅聊天沒有交集，也不再像以往那麼和樂，就算假日有機會全家出遊，老公雖然人在身邊，卻總是抱著平板電腦玩，各做各的事，感覺人在心不在。

這樣經年累月的老公常不在家，家裡有事也常找不到人，小孩老是吵著問：「爸爸去哪裡了？」周老師不免也開始擔心這個家怎麼了？久而久之，她變得越來越沒自信，猜想是不是自己不夠好？以前有空喜歡去逛街看電影，現在也變得失去興趣，懶得出門。

這一、兩年來，周老師始終睡不好，即使身體很累，但躺在床上就是翻來覆去難以入眠，就算睡著了，也睡不到幾個小時就起床，人也失去活力，看起來很憔悴，注意力常常不集中，忘東忘西。她的食慾明顯降低，明明都沒吃東西，卻不會餓，情緒也常常不明原因的低落。

周老師的姊姊看不下去，覺得這樣不行，陪她去看內科，但吃了胃藥，情況還是沒有改善，內科醫師建議她轉去看心理醫師，但周老師覺得自己的心理沒什麼問題，為什麼要看心理醫師呢？

就這樣又拖了半年，周老師的情況還是沒有改善，於是她在姊姊的陪同下，鼓起勇氣去看心理醫師，醫師評估後，診斷她得了憂鬱症，於是開給她抗憂鬱劑（百憂解）。但是她吃了這些藥後，不但頭昏腦脹，感覺手腳都麻麻的，整天都全身無力，只想懶懶的待在家裡，什麼都不想做，講話也變得大舌頭。胸口常常悶悶的，心神不寧，明明知道已經跟朋友約好，會有朋友來訪，但電鈴一響，就變得緊張又慌亂。就這樣吃了六個月的藥後還是沒改善，但醫師告訴她，憂鬱症是種慢性病，有復發的可能性，必須要持續服藥，也只能繼續吃下去。

調理手法

重點要先調理背部脊椎兩側的交感神經、闊背肌，接著仰躺時要調理胸前及肋骨間的肌肉，並從前面的腹外斜肌邊界向上。側躺後，手舉向上貼耳，調理前鋸肌、肋間肌（內外）、胸大肌等，將其沾黏處做震壓手法的調理，最後要加強胸前的「十字感應線」。

> 肌肉解剖圖

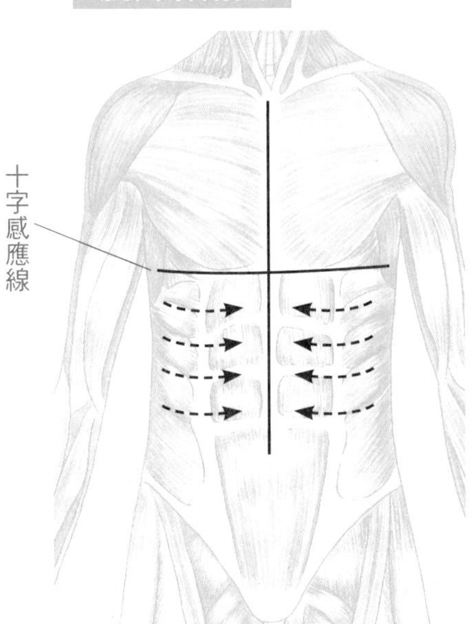

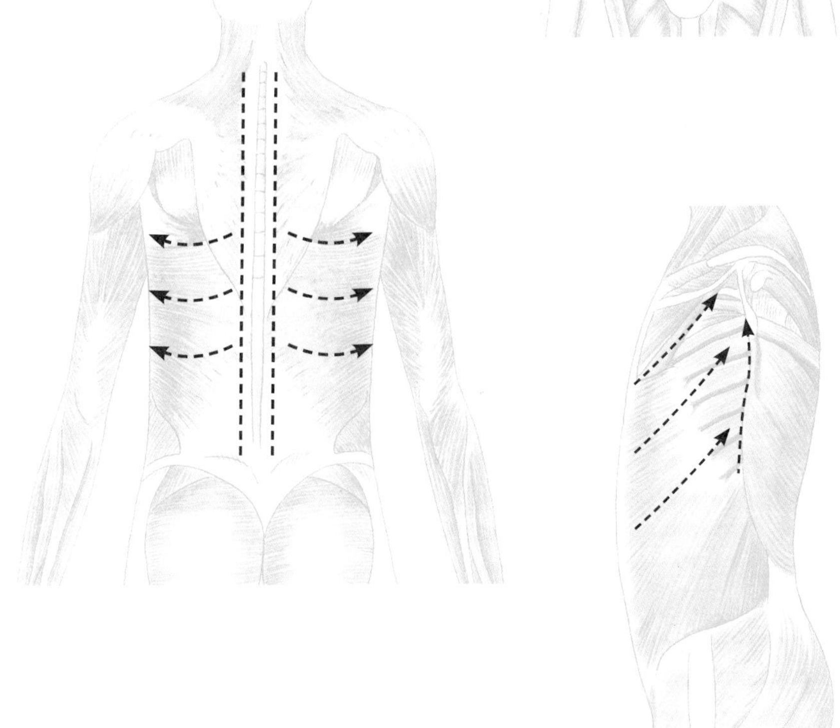

> 神經示意圖

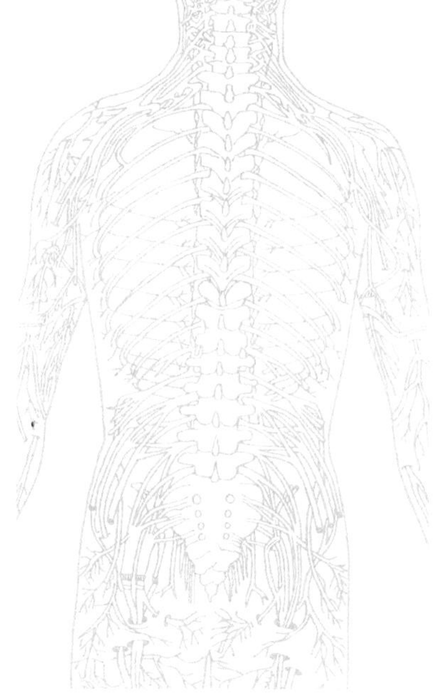

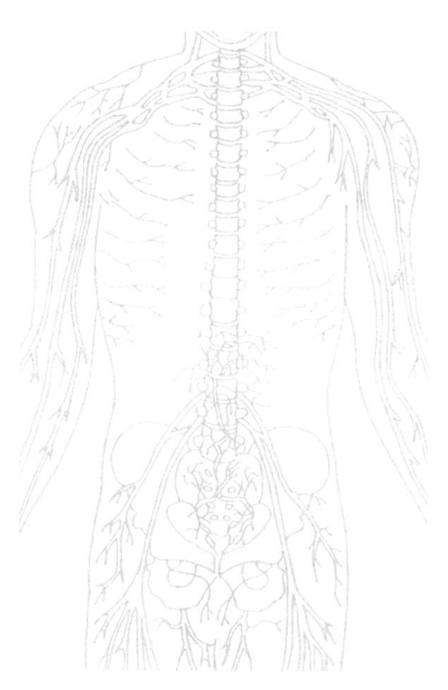

八、風濕症總論

1. 類風濕性關節炎
2. 僵直性脊椎炎
3. 退化性關節炎

施老師觀點

「風濕症」是指人體的免疫系統本該對抗外敵，但因為失調了，所以發生自己人打自己人的狀況，也就是「自體免疫細胞」侵犯自己身體的組織，導致長期慢性的發炎狀態，而形成所謂的「風濕症」。

它是一種怕風又怕濕的疾病，一遇到低溫或濕度高的時候，例如梅雨季節、季節更迭時，它就會侵犯到我們的關節、肌肉或是柔軟組織，容易發生痠痛。

事實上，怕風又怕溼的關節炎只是風濕症的冰山一角，風濕症還包括了關節和關節外的症狀，種類有一百多種，而能確定診斷出來的只有十幾種，所以是個十分龐雜的疾病。

其病因有遺傳因子、環境因子、內分泌失調和免疫系統失調等四項，它們彼此之間會相互影響，但其中的遺傳因子是隱性的，是天生帶來的體質，身體就好像埋了不知名的、無法預防的地雷，你不去觸動它，可能就健康無事，但一旦踩到地雷，免疫系統就會出問題，侵犯到身體的各部位，常常會造成全面性的傷害。

風濕症是全身都有可能受害的病，一般廣泛可見的如全身性紅斑性狼瘡、類風濕性關節炎、全身性硬化症、多發性肌炎、乾燥症候群……等等。

另外比較局部的就是僵直性脊椎炎、柔軟組織關節炎（例如肌腱、滑膜囊、韌帶等），還有其他病因比較單純的，比如說老化造成的退化性關節炎，新陳代謝異常引起的痛風性關節炎等等。所以總括來說，風濕症的症狀有長期、慢性、怕風怕濕的關節炎，關節僵硬、不明原因的發燒、淋巴腺腫大、體重減輕、食慾不振、貧血，或是皮膚出現紅斑、乾燥、硬化、眼睛發炎等情況。

通常醫師所給予的治療都是藥物治療、復建以及外科治療（如微創手術、換人工關節），但終究無法痊癒，所以病人必須要很清楚自己的身體狀況，跟醫師配合進行長期的復健，這樣才能妥當的控制風濕症，把傷害降到最低。

1.類風濕性關節炎

施老師觀點

「類風濕性關節炎」的特色，是在關節處滑囊組織出現了對稱性的發炎，有些敏感性較高的人，受到不明原因刺激後，身體免疫功能被活化了，於是巨嗜細胞將病原吞噬，而淋巴細胞會將這刺激物視為外敵，一方面製造抗體，一方面釋出細胞分泌物與細胞毒素，細胞分泌物就造成關節處發炎並損壞了關節，而細胞毒素則直接攻擊組織，破壞了細胞。通常一般人會感覺疲累、缺乏食慾、全身不舒服、肌肉關節痛與僵硬，尤其在早上睡醒時，因為長時間沒有活動，症狀就會比較明顯。由於身體長時間發炎，所以患者的關節容易增生，增生的組織容易侵蝕旁邊骨頭並影響受力，造成韌帶鬆弛，嚴重者會導致關節變形。

臨床表現

三十幾歲的王小姐是一位業務主管，她在去年某天早晨起床時，發現她的手指關節有些微的疼痛、發熱、腫脹僵硬的狀況，有時也會不自覺的痛醒，每次腫脹的狀況都長達數小時之久，而且又是對稱性的關節僵硬。

一開始她並不以為意，聽媽媽的建議去給中醫師推拿，還拿一堆中藥，吃了一陣子，但都沒有效果。突然，她想到大堂兄曾經因為膝蓋關節疼痛腫脹的關係，一開始去看骨科，甚至當時還聽從醫師的建議，換了左邊膝關節，以為能脫離痛苦，但關節處疼痛的狀況遲遲都沒有好轉，後來是在朋友的建議下，轉去看風濕免疫科才找到問題，原來是自體免疫出狀況，類風濕性關節炎在作祟，但當時的拖延已經延誤了治療最佳時機，還白白換了一個膝關節。所以王小姐不敢大意，上網搜尋相關資料後，趕緊去醫院看風濕免疫科，果真她得了類風濕性關節炎。

目前這方面的治療方式，主要是用消炎止痛藥、抗風濕藥物、類固醇與生物製劑等四種療法，但無論是生物製劑或是新的口服免疫抑制劑，都會有降低免疫力、增加感染的副作用。且類風濕性關節炎的患者體內已經有過多的發炎物質，本來就會使體內的造骨細胞受到抑制，若長期使用類固醇，更會增加骨質疏鬆的風險，一旦嚴重骨鬆，就容易引發骨折。

2. 僵直性脊椎炎

施老師觀點

在臺灣每一千人中，就有一至四人得到僵直性脊椎炎，且男性得病的機率會比女性高。

僵直性脊椎炎是關節沾黏與硬化而長期發炎的現象，是一種慢性病。

發病初期多以早上起床時關節僵硬為表現，嚴重者發病時有如木頭人會痛到麻痺，甚至沒有行動能力，無法根治，必須持續接受治療。

目前除了接受物理治療之外，還有藥物治療，如類固醇及非類固醇抗發炎藥、疾病修飾抗風濕藥、生物製劑等等。其副作用會造成腸胃不適、水腫、腎功能障礙等。而消炎止痛藥併用肌肉鬆弛劑，對某些人有很好的加成效果。但長期使用的病人隨時可能出現腸胃出血、潰瘍及穿孔等嚴重副作用。就算沒有腸胃道症狀的病人，如果必須長期服用非類固醇類消炎藥，也要非常小心。

臨床表現

張先生是在新竹園區工作的工程師，今年才四十多歲，但走起路來卻比老先生還慢吞吞，每次跟家人出去時，都要請家人先出發，免得大家都等他，讓他有壓力。在外面遇到朋友叫他時，也無法馬上回頭，要整個身體一起往後轉，才能看到後面叫他的人。喝東西時，往往不能一飲而盡，因為頭無法往後仰，在生活中造成很多的不便。

早在十幾年前，張先生在睡覺時，背部就會出現莫名疼痛，且翻來覆去睡不好，走在路上時，也經常走一走就動不了。他一直以為是腰痠背痛，完全沒有想到是僵直性脊椎炎的前兆，還到處去給中醫推拿、做泰式按摩等等，都只是當下有舒服輕鬆感，沒幾個鐘頭，身體又恢復緊繃的狀態。

張先生第一次發病，是在大三的某個早晨。那天早上，他躺在床上想起床，卻突然動不了，他才驚覺自己的身體真的生病了。經過醫院的血液檢查，看HLA-B27發現是陽性反應而斷定他確實罹患了僵直性脊椎炎。他一直遵從醫師的指示，按時吃藥治療了兩個月，才稍有緩解，但還是一直覺得身體有僵硬感，難以正常的彎腰及挺胸。他一直持續服用肌肉鬆弛劑，如果沒吃藥，就會有疼痛到睡不著的情況。

3. 退化性關節炎

施老師觀點

退化性關節炎的病症，通常發生在五十歲以上的人，以往大家都認為這是年長者的疾病，但其實退化性關節炎的發生不只是因為老化，還有因為年輕時曾經有過嚴重的運動傷害、外傷（如車禍受傷）引起的，也有二十幾歲的年輕人因為運動過度而導致。其實，若是本身的體質不適合運動，但又愛運動，就容易造成運動傷害，所以目前這種疾病越來越有年輕化的趨勢。

但目前西醫的治療，有些是用復建運動的方式，要病患減輕膝關節的負荷，例如減少上下樓梯的次數、少爬山、少做蹲下站起的動作，以及避免劇烈運動，平日也要對關節做好保暖的措施，避免一直吹冷風受寒。而有些是用熱療、經皮電刺激、向量干擾波等物理治療的方式，其作用在鬆弛肌肉、增進局部組織循環及減輕疼痛。

當然最常見的還有用藥物治療，如非類固醇性消炎劑，但副作用就是胃痛甚至胃出血。雖然新一代藥物比較不會胃痛，不過要有胃潰瘍的病史或者六十歲以上才可以開立。而市面上常見的維骨力則會有腸胃不適、噁心、腹瀉等副作用，所以目前沒有任何一種藥物可以完全治癒退化性關節炎。

臨床表現

有一位五十幾歲的黃先生，從小就運動神經發達，往往是班上跑步跑最快、籃球打最好的學生，因此高中時進入了籃球隊。由於他表現傑出，最後還當上了隊長。出社會工作後，他雖然沒有當運動員，但在工作之餘，還是常會召集同事、好友一起打籃球或慢跑。黃先生很自豪自己的體能比一般年輕人還好，可能是因為有在運動的關係，幾乎很少感冒，身體十分硬朗。但這一、兩年來，膝蓋偶爾會覺得脹痛，當時還認為是運動量減少，身體才會有老化的現象，但越增加運動的時間，越造成膝蓋的負擔；有時在冷氣房裡坐久了，要站起來時，因為膝蓋僵硬，還需要兩手支撐才能站得起來，就算站起來了，也沒辦法立刻走動。

調理手法（類風濕性關節炎、僵直性脊椎炎、退化性關節炎）

在俯臥時，從臀部往頭的方向，先沿著脊椎兩側的溝上調理，然後刺激坐骨神經。接著，從腳跟的阿基里斯腱、腓腸肌、比目魚肌，沿著雙腿往上震壓排酸，到股二頭肌、股外側肌、臀大肌、臀中肌後，再一次刺激坐骨神經，接著往上半身的闊背肌、大圓肌、三角肌、斜方肌等，一直做到頭殼皮。最後並加強調理胸前「十字感應線」和中間的「小腹感應線」。

注意，在調理時，若發炎處已經紅腫、脹、疼痛的話，不要刺激它，要先調理周邊部位。等發炎狀況緩和後，再直接進行調理。

肌肉解剖圖

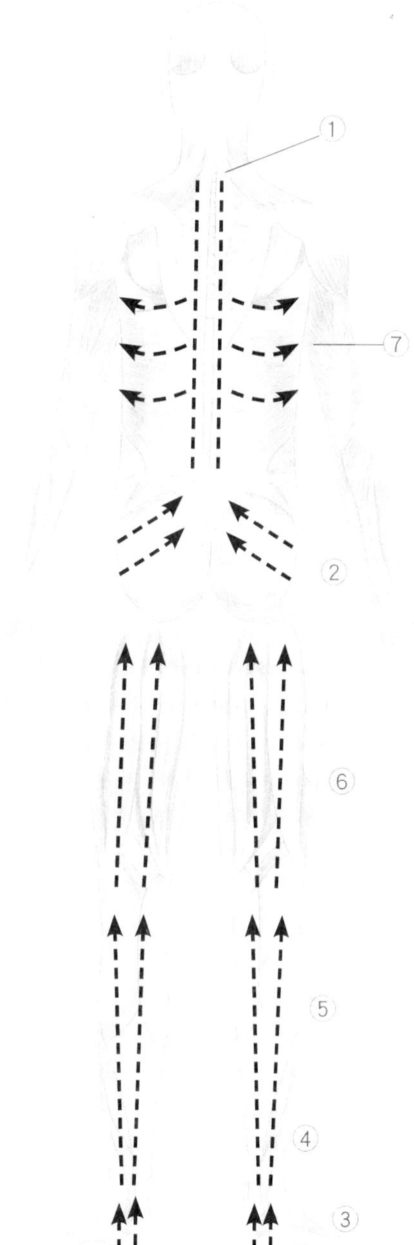

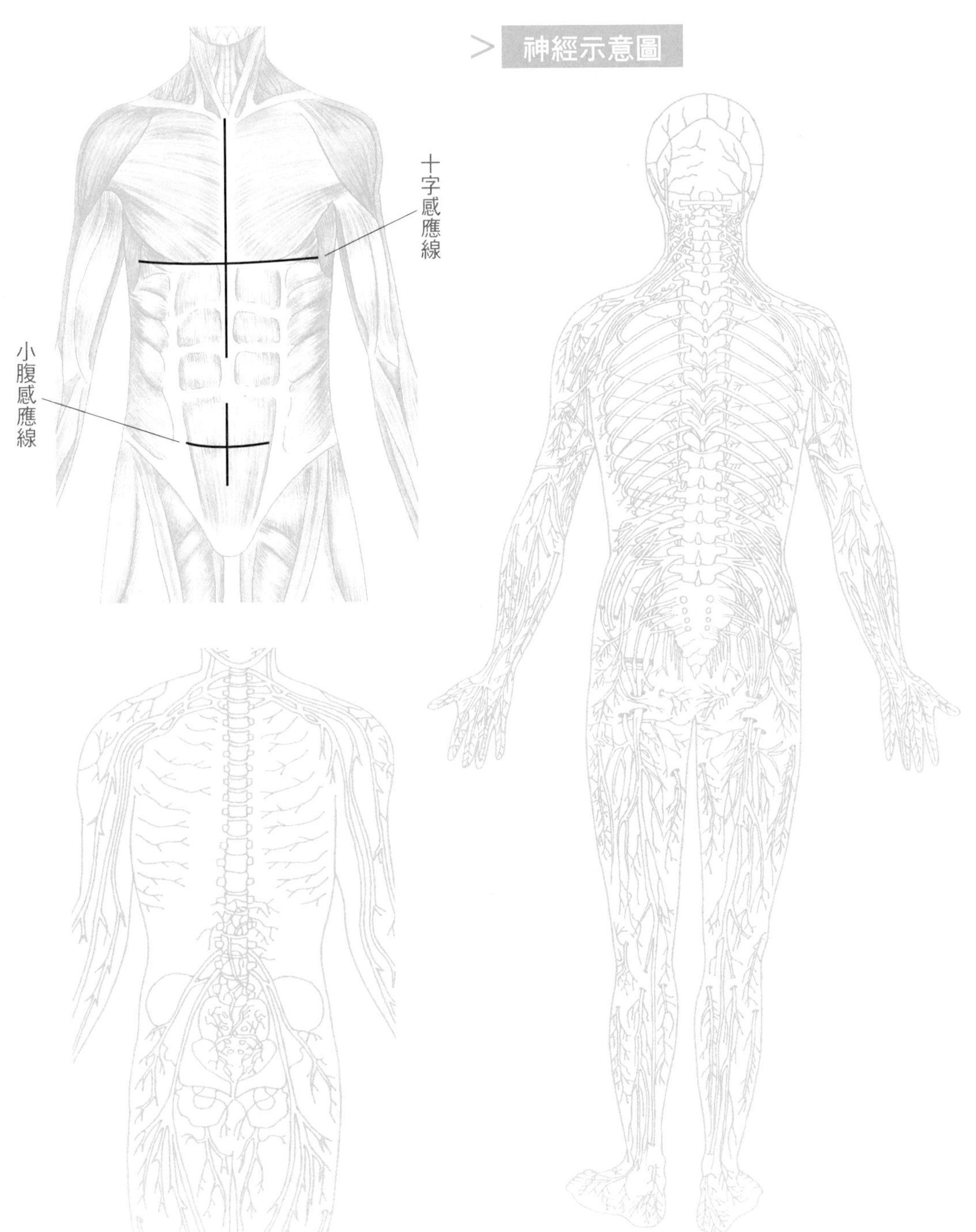
十字感應線
小腹感應線
神經示意圖

九、神經炎

施老師觀點

基本上，神經炎的範圍非常廣泛，舉凡坐骨神經痛、運動傷害、車禍撞擊後、開刀手術後、癌症化療引起的疼痛等，都可稱為神經炎。有些初期會發生在指（或趾）端，出現燒灼、疼痛、發麻等感覺異常和障礙，甚至喪失知覺。目前西醫治療的方式是針對神經發炎的症狀，改善神經營養功能，並增強體質，或者使用消炎藥抗生素、嗎啡貼片等藥物治療，但其實都沒有什麼效果。

臨床表現

倪小姐今年五十二歲，四年前因為覺得肚子不知為何腫脹又經常痛得要命，先去看附近的家醫科，醫師覺得不太妙，建議她去大醫院檢查，於是她到長〇醫院照超音波，發現子宮裡面有個瘤。當時醫師警告她要趕快將子宮拿掉，她覺得很害怕，所以聽從醫師的話，趕快動手術。後來，摘除後化驗的結果，證實有癌細胞，且一定要繼續做化療。

化療時，必須植入人工血管到體內，長期且多次注射化學治療藥物，在接受一段時間的多次化療後，倪小姐的四肢都變得僵硬疼痛，尤其是手指跟腳趾頭，行動相當不便，此外，頭髮也掉光了，身體變得很虛弱。過了兩年，病情穩定後，就將人工血管摘除了。

倪小姐原以為惡夢已經結束了，誰知今年初又發生腰跟脊椎骨經常劇痛，令人難以忍受的情況。她到三〇總醫院檢查，做MRI檢查後，發現脊椎骨有長東西，原來是之前子宮的癌細胞已經轉移到腰椎第二、第三節上，是個惡性腫瘤。她回到原本的長〇醫院，醫師再次安排馬上開刀，並為她裝人工血管準備做化療，但因為她的白血球太低，不得已只能放棄化療。但開刀後，她還是全身劇痛不已，先貼嗎啡貼片，一、兩天後無效，改為早、中、晚及睡前食用長效加強型的嗎啡藥劑，但吃了之後，還是一直有疼痛的感覺且無法入睡。

> 肌肉解剖圖

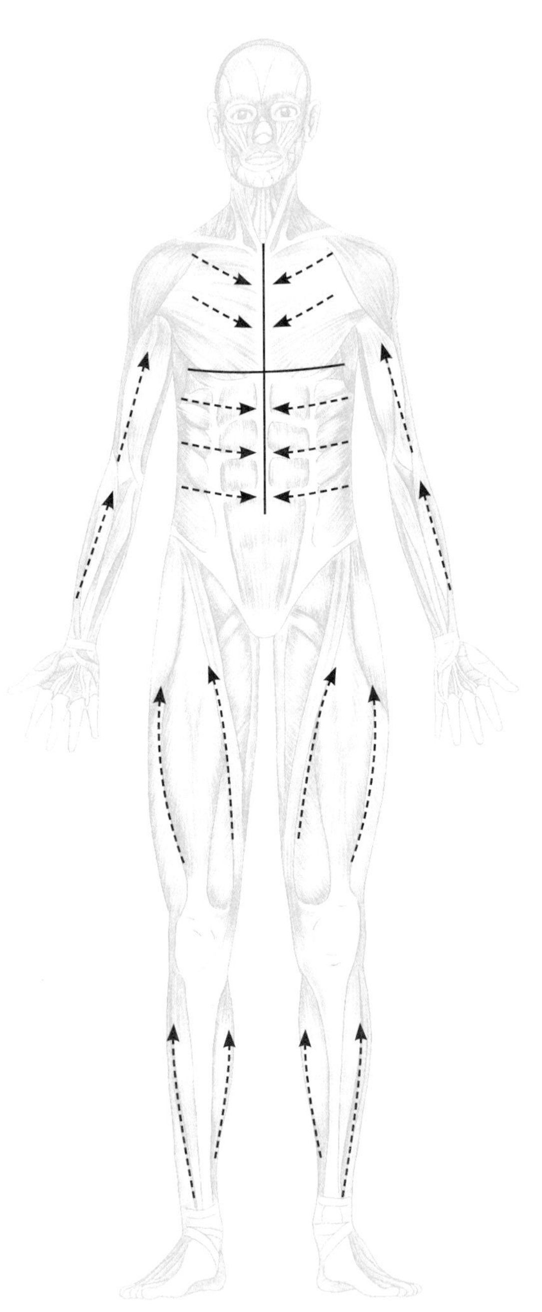

調理手法

因為酸氣沉積在皮下組織代謝不掉，若使用一般排酸調理法，只會讓受調理者更加疼痛。所以在全身調理時，需使用二粗棒的單棒並同時壓捏，剛開始會稍微有點疼痛，但全身以此操作後，酸氣就會散發出去，疼痛感也就消除了。

> 神經示意圖

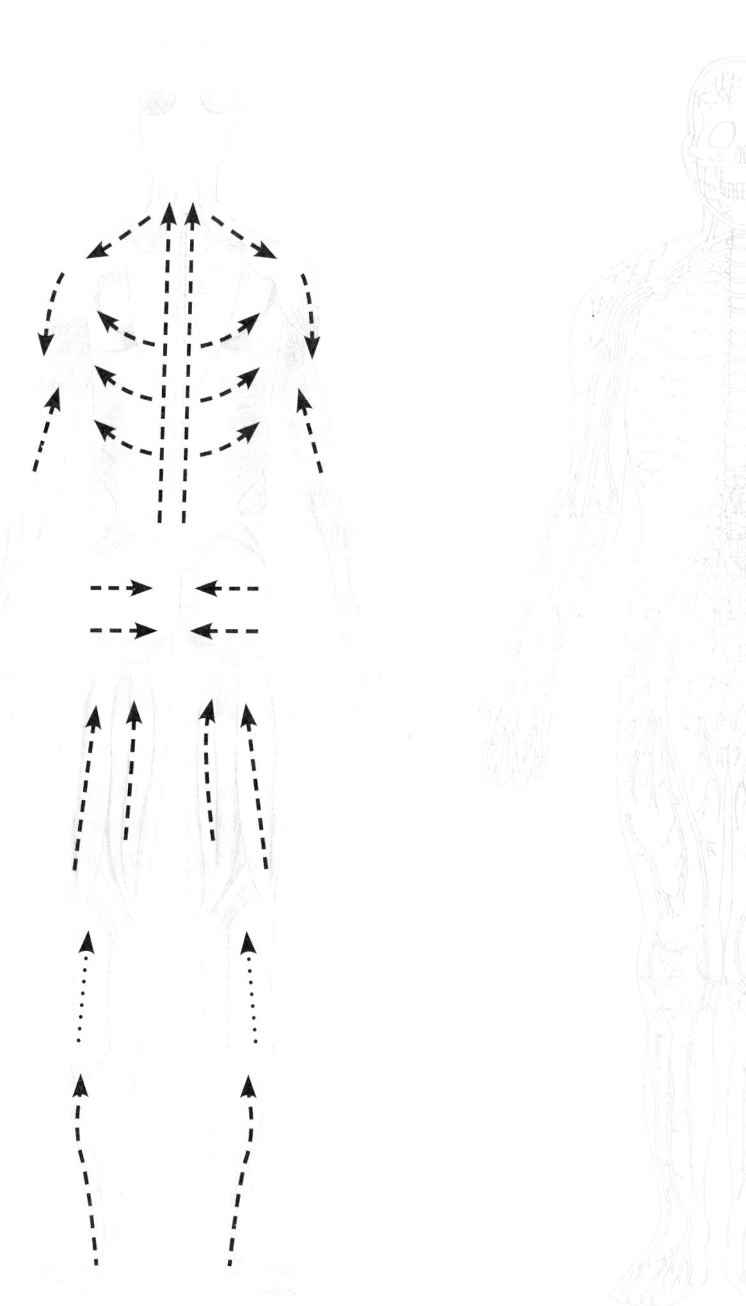

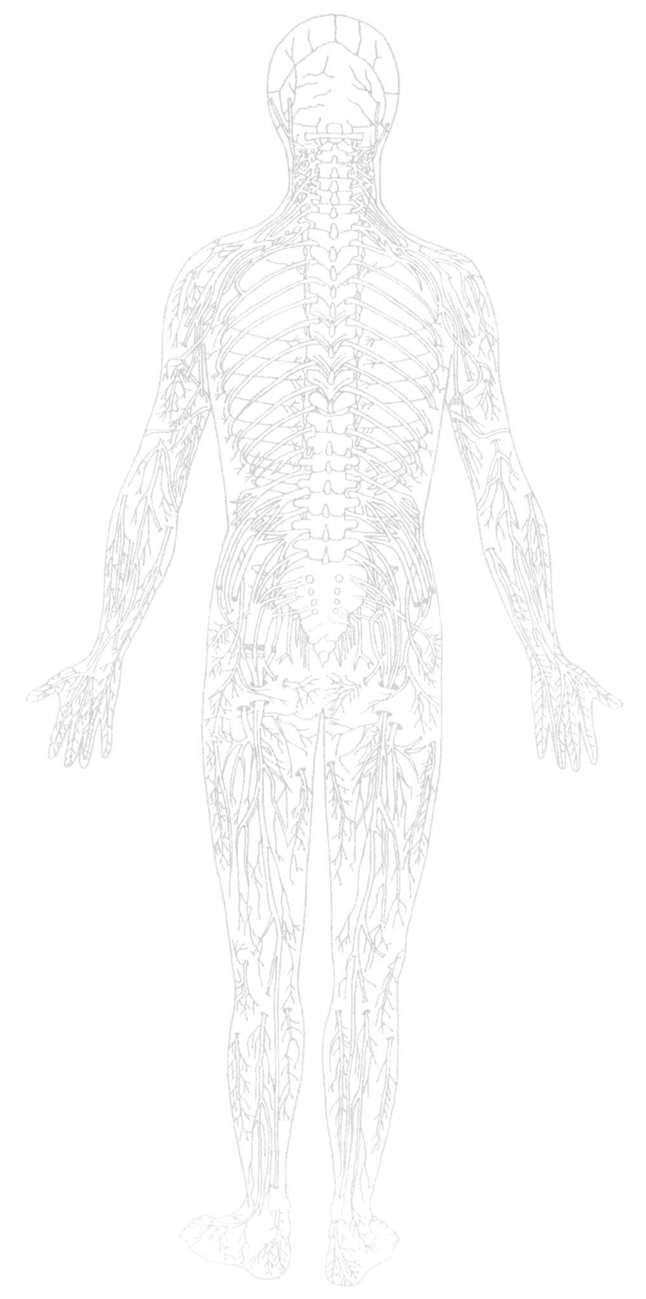

4

排酸案例分享及見證

一、突然間左耳聽不見

三年多前的某個早晨，劉太太一如往常撥電話出去，並且習慣性的用左耳聆聽，突然發現：「怎麼搞的！電話壞了？怎麼沒有聲音？」她覺得莫名其妙，換右耳聆聽，結果話筒發出嘟嘟聲。掛掉電話後，過陣子電話響起，她仍然用左耳接聽，還是沒有聲音，但她改用右耳聽，又很正常。她當下覺得很納悶，講完電話後，她反覆用左、右耳聽電話的嘟嘟聲，狀況還是一樣。其實當時左耳就已經聽不見聲音了，但她告訴自己應該只是暫時的耳鳴，就沒有多加理會。（註：耳鳴是指沒有外來音源的情況下，主觀認為聽到雜音。）

到了下午四點多，劉太太全身突然冷到發抖，而且是從心裡面冷出來的感覺。她想藉由泡全身熱水澡，看看是否可改善，沒想到還是覺得冷，而且還開始暈眩，連坐著也暈。她趕緊到雙○醫院掛急診，醫師竟然回應:「沒關係，我跟妳講話，妳還是聽得到啊！」於是幫她打了止暈針後，就讓她回去了。

劉太太回家休息一陣子後，狀況還是沒改善，便再去醫院看診。但由於當時已經是晚上了，只能安排隔天再做進一步的檢測。就這樣暈眩了一整晚，她隔天早上到醫院，陸續做了腦波、超音波、斷層掃描、核磁共振等等檢查，還是查不出原因。

當時醫院給的說法是，因為劉太太的聽力是在一天之內急性變成零，又正值青壯年，一般來講，只要符合其中一項，就得住院檢查，所以劉太太必須馬上住院。在她住院的七天期間，醫師每天從耳朵施打類固醇進去，看看是否有幫助，結果不但超級痛，舌頭還因此變黑。她也每天自費做高壓氧，但卻沒有效，還會不時全身發冷又發燒到四十度。如此折騰後，依舊查不出病因，最後劉太太因為不想一籌莫展的困在醫院，便趁著沒發燒時趕緊辦出院。雖然她回到家後沒有再發燒，卻變得很怕吹風，而且走路失去平衡，若是旁邊沒有人倚靠的話，走路會偏向一邊或跌倒，聽力也沒有恢復。

後來，劉太太經人介紹去排隊看名列百大名醫的台〇耳鼻喉科，並將病例資料轉給台〇，醫師連看都沒看就直接說：「通常這種狀況在兩週內沒有好轉，就不會好了。」並診斷為「不明原因音源喪失症候群」。這種病大多是因為壓力大或耳朵長期聽高分貝的音響所導致，但劉太太只是一般家庭主婦，也沒混過夜店，雖然曾經發生車禍，但痊癒後都沒有什麼異常狀況發生，實在無法聯想是什麼原因導致這種結果。

這幾年來，只要有人推薦，劉太太就到處去試各種方法，如西醫、中醫、推拿、氣功、針灸等，全都無功而返。直到有一天，她跟小孩到圖書館看書，無意中發現到《排酸療法》這本書。她在讀過後，覺得這種另類療法或許能對自己有一點點幫助，於是馬上打電話來預約時間。我看過之後，推斷她是因為車禍外傷撞擊後，經過長久累積而造成耳朵的神經傳導受到阻礙，導致聽覺障礙。我告訴她，我們這種作法不是治療而是調理，能調理到什麼程度，也要看個人體質，並不是所有耳聾的問題都可以調理。

調理時，我採分段進行，首先刺激劉太太的骨盆腔底部肌肉群以及施氏特四點，讓她的內分泌自然分泌出來，經過全身神經快速傳導後，我測試她左耳的聽力，她已經能聽到轟隆隆的低音聲，但還會有雜音。此外，因為她的左右臉部大小略有差異，兩側手與腳的動作也有點不協調，我判斷她應該是輕微中風，但她不這麼認為。我摸到她的頭時，發現她左半邊的頭部有嚴重沾黏，所以我調理她的頭部後，她又進一步能聽見更小的聲音。接著，我幫她調理左半邊的手跟腳，又將她左半邊其他被沾黏住顯得乾扁的肌肉，以震壓手法調理，讓神經傳導順暢，整個身體跟頭部的傳導都順暢後，她的左耳已經能明顯分辨出聲音的高低，讓她驚喜萬分，整個人燃起希望，很期待再過來調理。

第一次調理結束後，我請劉太太回家感覺看看耳朵對聲音的感度有沒有維持住。等到隔週，她第二次來排酸，我發現她的左耳對聲音的感度並沒有消退，就開始進行全身調理，而她的左耳對聲音的高低音感度，在第三次調理後狀況就越來越好，漸漸能聽見清脆的高音。

在調理的過程中，我為了讓劉太太了解排酸對她是否有效，在每個階段都拿出隨身聽和耳機來測試她左耳可以聽到的音量。原本聽不見聲音的左耳，經調理後竟然可以聽到大音量十八，然後漸漸進展到小音量十三，連她回到家裡，自己的小女兒也繞在她左耳旁說話，測試她的聽力，因為逐漸聽得見，她才發現小女兒好聒噪，讓她哭笑不得。

這三年多來，劉太太因走遍各地試過各種方法，她馬上就可以感覺到哪些方法對她有幫助，所以這種立竿見影的調理方式，當下讓她覺得自己的耳朵有救了。

在劉太太來了一個月之後，有一位耳鼻喉科的梁醫師，因為每天都要幫一百多個病人檢查咽喉，再加上使用滑鼠等儀器，導致右手中指過度使用而僵硬，完全無法彎曲。他到陽〇醫院的復健科復健了半年，但手的狀況還是沒有改善。後來，他經朋友介紹來這裡請我幫他調理，閒聊之中，我跟梁醫師提起劉太太這個案例，心想或許他有什麼方式可以幫助劉太太更快恢復，但他馬上跟我搖手說：「不行不行，這真的沒有辦法啊！」

現在劉太太的左耳已經可以清楚聽見高低音，狀況越來越好，連她自己也覺得好了七、八成，至今已經超過半年，仍然持續保養調理，希望自己的左耳聽力和身體可以回復到最佳狀況。而梁醫師的手指也已經好了九成，但身上仍有許多沾黏的肌肉以及過多的酸性廢物，所以每週仍持續固定來保養身體。

二、早產兒異常體質，順利轉大人

芊芊是早產兒，出生時身體狀況不好，有右胸塌陷的狀況。在成長過程中，媽媽費盡心思調養芊芊的身體，包括堅持讓她喝母乳、對食材很講究，以及吃中藥補身等等。不過，她的健康狀態始終不穩定，經常生病，體型是肩寬、肚子大，整個大腿硬邦邦的。

後來，她到小學六年級都還沒開始發育，尚未出現女孩子的第二性徵。更嚴重的問題是，她的情緒容易起伏不定，會因為一些學習上的挫折或環境上的改變而失落難過，甚至動怒，造成她的學習較其他同學落後。媽媽說，她並不要求芊芊名列前茅，但是看到芊芊因為一些小事就急躁不安，應變能力很差，總覺得心如刀割；後來在友人的介紹下，得知這種藉由調理全身肌肉進而改善身體狀況的排酸療法，便帶著女兒前來試試看。

在小朋友的成長過程中，難免會情緒不穩，而像芊芊這種狀況，其實就是酸性廢物沾黏在肌肉上，阻礙了大腦分泌激素傳向身體的路徑，使得自律神經傳導不順暢。我檢查芊芊的身體時，發現她背部的豎脊肌摸起來厚厚的，幾乎摸不出骨節，這就是酸性廢物累積沾黏在脊椎兩側肌肉上最明顯的表徵；體型圓胖及肩厚也是因為酸性廢物太多，沉澱下來沾黏在肌肉上，造成新陳代謝速度變慢所致。當身體無法將酸性廢物代謝出去時，會嚴重影響到自律神經功能，造成身體不適；而這種不適感會傳送到大腦，造成神經訊號混亂，情緒才會如此不穩定，並造成內分泌失調、體型肥胖、肌肉僵硬等現象。

我在為芊芊進行排酸調理時，著重在脊椎兩側沾黏的肌肉上做震壓，務必讓此處的交感神經傳導暢通。肋間肌肉也是酸性廢物愛躲藏的地方，若有沾黏狀況，會使人呼吸量不足，導致輸送到大腦的氧氣量不夠，而使得頭腦變昏沉，因此我也加強處理肋間肌肉，讓她的肺臟活動空間加大。此外，芊芊的塌陷右胸也是造成肺部功能減弱的原因，在我為她進行排酸震壓調理後，已經漸漸能和左胸平行，同時有力氣將淤積在肺部的痰咳出。

芊芊在接受排酸調理一段時間後，整個胸廓大增，輕輕一吸就能讓肺部充滿氧氣，也有足夠的氧氣可供大腦使用，讓她的精神變得很好。也因為排除了阻礙交感及副交感神經傳導的酸性廢物，內分泌已能在體內流通順暢，讓芊芊的情緒表達不再起伏不定，逐漸變得成熟穩定，不管是在學習或人際關係上都更加進步。

此外，在體內酸性廢物代謝速度加快後，也讓芊芊的體型有所改變，不僅纖細許多，也抽高了，大腿肌肉變得勻稱且柔軟，看起來就是少女的體態。更加驚喜的是，芊芊開始轉大人了，讓她媽媽在高興之餘，也認識到排酸真的可以幫助這些成長期的孩子，讓他們的肌肉發展良好、腦部神經傳導穩定，能夠解決所有父母的擔憂，讓她萬分推崇。

三、腦性麻痺之馬蹄足，也能正常行走

王先生從小就不能跑，連走路都很吃力，但在大學畢業那年，由於兵役單位的疏失，他帶著未判定體位的報告至部隊報到，連長官看到他都嚇一跳說：「你怎麼會來？」他只能回答：「這是上帝的旨意，我也不知道。」

當年，王先生的母親在生他時，由於父親堅持要母親自然生產，使得他因卡在產道過久而缺氧，造成腦性麻痺，左側肢體部分異常，下肢有馬蹄足症狀，雙腳無法正常站立，且重心不穩，也因此身體大部分肌肉都有嚴重緊繃的現象。此外，因為活動量不足，他經常感冒，也有氣喘的毛病。

王先生在服了九十九天的兵役後，三軍總醫院終於正式判定他免役，連他自己都覺得好笑。退伍後，他去應徵壽險公司的行政人員，當時一位梁姓女經理建議他：「你要不要先調理身體，再來找工作？」梁經理是排酸中心的客人，覺得排酸療法應該對王先生有幫助，便介紹他前來。

像王先生這樣有馬蹄足的患者，因腳跟無法著地，重心一直無法穩定，通常下肢肌肉會長期緊繃僵硬，造成坐骨神經的傳導受到阻礙。在進行排酸調理時，我特別加強震壓臀部及腿部肌肉，排除累積在此的酸性廢物，好讓坐骨神經傳導順暢，同時調理後腳跟的肌腱（阿基里斯腱），使其慢慢變得柔軟、有彈性。不過，要讓沾黏多年的肌肉回復正常並非易事，每次調理時都讓他痛得呼天搶地，大汗直流。不過，皇天不負苦心人，在經歷一次次的痛苦後，他的腳跟終於能著地。

另一方面，我也加強調理王先生的兩側肋間部位，使此處的鈣化肌肉恢復彈性活力，同時刺激肺臟交感神經，讓他在排酸調理後，能夠排出累積在體內的大量濃痰，逐漸改善他的氣喘問題進而痊癒，至今已不會再因為天氣變化而發作。

王先生說，他媽媽非常感激排酸療法能幫他改善氣喘的毛病，因為每次他氣喘一發作，吸不到空氣時，都會讓他媽媽非常擔心。另外，他也感謝貴人梁經理的介紹，讓他有改善身體健康的機會，這真是主的安排。

四、肌肉萎縮症患者，再度活動自如

罹患「肌肉失養症」的吳太太，是證明酸性廢物影響骨骼最明顯的案例。「肌肉失養症」的正式名稱為「進行性肌肉萎縮症」，是一種隱性遺傳基因，好發在男性身上，患者的肌肉細胞會隨著時間及年齡漸漸萎縮。女性雖然不太會發病，但會帶有缺損的基因。

吳太太的身體原本很健康，但自從九年前生產後，身體狀況急轉直下，誘發出她的隱藏基因疾病。一開始，是骨盆端肌肉群逐漸無力，導致舉抬腳部時大腿骨與骨盆腔間的聯繫鬆脫，走起路來拖著腳一甩一甩的，左右搖擺不定。接著，腰部脊椎旁的肌肉也受到影響，使得脊椎變形、肌肉無力，進而演變成腹部凸出的體態。她的後腿部肌肉也纖維化，形成一團一團的肥大現象，無法自然蹲坐；手跟腳亦呈現不自然的腫脹狀態。發病之後，每天的上班路程對她來說，就像是惡夢一樣，想醒都醒不過來。

西醫師認為，這類患者只能靠吃藥來減緩肌肉纖維化的速度，同時患者要減少自身活動量，避免過度使用肌肉。吳太太即使服了藥，還是能感覺到身上的肌肉不斷在退化，讓她覺得十分無助。

吳太太積極地尋找能改善身體狀況的方法，後來她發現我的著作《排酸療法》，非常認同我提出的排酸原理，隱約感覺自己的人生露出一絲希望曙光。她來找我時，是扶著先生的手做支撐走進來的。我一看到她，就知道她的肌肉已經痠軟無力，無法支撐她正常行走，且全身肌肉因代謝不良而布滿酸性廢物，造成四肢腫脹僵硬，而上半身的肌肉部分也泡ㄆㄠ

泡ㄆㄠ軟軟的，影響到神經與內分泌的傳導。

因為基因缺損之故，吳太太的體內無法製造可維持肌肉細胞基本形態的肌縮蛋白，使得肌肉細胞容易在受到損傷後壞死，進而被結締組織或脂肪組織所取代。因肌肉細胞無法正常運作，使得酸性廢物大量累積，造成肌肉沾黏，進而又會影響到肌肉細胞的養分吸收跟新舊汰換，讓肌肉組織纖維化、痠軟無力，並阻礙到肌肉的神經傳導。

排酸療法就是使用震壓的手法，將酸性廢物排出體外，解決肌肉沾黏的狀況，讓更多血液和養分得以進入肌肉細胞組織中，進而改善肌肉細胞的製造條件，使其自然活化。一旦肌肉組織變得有彈性，神經傳導自然會順暢無礙，就能拿回身體的操控權，使病情不再惡化。

因酸性廢物會破壞肌肉纖維組織，當肌肉呈現泡ㄆㄠ泡ㄆㄠ軟軟的狀態時，代表皮層下方藏滿了無法排出的酸性廢物，這也會嚴重影響到神經的傳導。所以，我先用手捏按推擠吳太太的全身肌肉，讓酸性廢物以氣體型態透過毛細孔排出。這個動作很簡單，對吳太太來說卻是疼痛無比，因為那些酸性廢物堆滿了她的皮下組織，讓她的感覺神經變得異常敏感而放大了痛感。

在排除之後，我請吳太太試著翻身看看，感覺一下身上的肌肉狀態。她快速地左右翻了一下，感覺很輕鬆、沒有緊繃感，也沒有拉扯肌肉的狀況，同時覺得身體恢復了力量，較能自主指揮身體的動向。

接下來，我用排酸棒調理吳太太的全身肌肉。首先加強震壓脊椎兩側，使此處沾黏的肌肉分開，好讓交感神經能順暢傳導。至於後小腿肚部位，因肥大狀況會讓她在被調理時疼痛難忍，因此我先用排酸棒的側板輕輕摩擦，讓她的毛細孔張開，待皮層下的酸性廢物從毛細孔排出後，再進行震壓。

此外，頭皮下的肌肉若有沾黏現象，也會影響到內分泌的輸送與傳導。由於吳太太有基因上的缺損問題，更要特別加強調理頭部，讓頭部神經細胞變得更加活躍，擁有足夠的能量能順利傳導到全身各部位的肌肉細胞組織。

在接受一段時間的排酸調理後，吳太太感覺到身上的肌肉越來越有力，腳步也越來越輕盈，走路時不會有拖著或絆到的情況；四肢不再腫脹，也不會有莫名的痠軟無力狀況。讓她更有信心的是，每三個月到醫院抽血進行肌肉發炎指數檢查時，發炎指數明顯下降了。吳太太很高興的跟我說：「我終於不用擔心以後的人生要在輪椅上度過了！」

五、憂鬱症小妹不再異常分泌乳汁，重展笑容

在這個充滿競爭的忙碌時代，不論大人、小孩都有壓力，來到排酸中心的患者，除了有腰痠背痛、肩頸痠痛、肌肉緊繃或萎縮等身體症狀之外，還有因心理壓力而前來的患者。

就讀明星高中的王小妹是由媽媽帶來的，她媽媽在二十五年前曾來接受排酸調理，這次則是為了女兒王小妹的憂鬱症前來。王小妹曾求助西醫，服用抗憂鬱等藥物一陣子，卻沒有獲得改善。她一發作起來，經常會三、四天，甚至十幾天有自殺的念頭，並處在一種意識模糊的狀態，經常分不清楚現實跟虛幻。此外，王小妹因為身體不適、情緒不佳，必須經常請假，不僅影響了她的課業，也讓原本活潑的王小妹之人際關係變得封閉。

從排酸療法的觀點來看，心理和生理是互相影響的；王小妹的心理問題會對生理造成影響，因此若反過來從生理面來調理，也可以改變她的心理狀態。王小妹的背部肌肉十分緊繃，肋間肌肉沾黏嚴重，再加上長期穿著過緊的內衣，導致上身經常往內縮，出現嚴重駝背、胸肋凹陷的現象。因此，王小妹的心情無法開朗的原因，不只是長時間緊張、壓力大，與胸肋凹陷也有關連。一旦胸肋凹陷，深呼吸時胸廓無法擴張完全，將會使得內臟受到壓迫、蠕動空間不足，容易造成身體機能病變、內分泌失調，自然無法擁有好心情。

我先從坐骨神經來調整王小妹的子宮及卵巢等婦科功能。長期久坐會壓迫到坐骨神經，造成下半身循環代謝功能變差，進而體力不好，容易疲勞，因此上體育課都讓她很頭痛，久而久之就不喜歡運動。再來，我刺激她的腿部外側神經，她痛得哇哇叫，但腿部憋憋脹脹的現象馬上就改善了，變得有彈性且輕盈許多，活動起來也比較靈活有力。

接著，我為王小妹調理胸部的肌肉。由於王小妹的前胸廓因肌肉沾黏而限制了骨骼的活動範圍及靈活度，因此必須先排除肌肉的沾黏狀況，使其柔軟有彈性。此外，王小妹的乳房摸起來像塞了一坨坨凹凸不平的東西，這就是酸性廢物累積的型態，也是進行排酸調理時必須清除的。我透過震動、揉、捏、轉、擠壓等手法暢通王小妹的乳腺，讓她的乳汁流出來，一開始很濃稠，後來就逐漸變稀了。未懷孕、分娩的女性，之所以會分泌乳汁，有幾種原因，如下丘腦功能障礙、垂體障礙、原發性甲狀腺功能減退、藥物因素、神經刺激等，而王小妹則是因藥物干擾卵巢功能而使得內分泌失調所致。若是乳腺阻塞，形成硬組織，有很大機率會造成乳腺病變，甚至引發乳腺癌，因此必須調理到整個乳房變得柔軟、有彈性才行。

王小妹在經過多次排酸調理後，胸部組織不再僵硬無彈性，也不再有乳汁異常分泌的狀況。此外，她的自律神經系統也變得敏銳，荷爾蒙分泌正常且傳導順暢，憂鬱症狀隨之改善許多，現在的王小妹終於恢復開朗的笑容。

六、改善切除甲狀腺後的內分泌失調後遺症，重拾幸福家庭

蔡小姐是知名女企業家，也是醫師娘，更是兩個孩子的媽媽。話說當年她的身心狀況都不理想，在懷孕過程中，因體重過重造成腰椎骨脫位，經常腰背疼痛。有一天，她到書店尋找新的健康書，櫃檯小姐介紹我的著作《排酸療法》給她，說這本書跟其他的不一樣。她抱著姑且一試的心情，來到了排酸中心。

回想起蔡小姐當時來排酸中心的模樣：一頭亂髮，身上穿著家居服就出門，一點女人味都沒有；氣色暗沉，精神狀態很差，也不太和其他人說話。很難想像她年輕時常有男生受她的美貌吸引而頻頻對她吹口哨。

蔡小姐接受了幾個月的排酸調理後，感覺身體狀況有好轉，卻在一次例行性檢查中發現有甲狀腺零期惡性腫瘤，當下決定切除。之後，她在家休養一段時間，卻發生嚴重失眠、情緒容易失控等狀況，只能服用幫助睡眠、抗憂鬱等藥物來緩和各種症狀，並持續補充碘以避免發胖。

我們當時很納悶，蔡小姐有錢、有自己的事業、有美好的婚姻、有可愛的孩子、住漂亮的房子，為什麼不快樂呢？我們不會探詢患者的家庭與私事，但如果患者願意說，我們會盡全力協助，讓患者重拾健康快樂的身心。

蔡小姐經常會有想開心卻開心不起來，想罵卻罵不出來的狀況，思想陷入低潮，做任何事都失去興致，總是有心無力，夫妻間也多年沒有性

生活。以她的狀況來看，是因切除甲狀腺而使內分泌出問題，影響到她的體能、情緒、思想、食慾、興趣……等。

依我的判斷，如果只是用排酸棒幫蔡小姐調理身體外部肌肉，效果實在有限。她在接受排酸調理一年後，加做了骨盆腔調理法，促使腺體自我分泌。雙管齊下後，她開始慢慢減少藥物使用量。大約半年前，蔡小姐說，她已經好幾個月沒有補充碘了，不必吃安眠藥也能睡得很好，連抗憂鬱的藥都停了。

現在，蔡小姐的體態保持得非常好，肌肉柔軟又有彈性;臉上膚質緊緻，即使沒有上妝也很亮麗，充滿女人味；談吐高雅，笑容可掬。她面對工作不再有心無力，夫妻間也恢復以往的甜蜜，套句她常說的一句話：「我不敢相信，現在我的身體比生孩子之前更好了，老師！」

七、乳癌患者重獲新生

十二年前，許小姐曾在我的前作中投稿寫排酸案例分享。她身為外商公司的財務長，工作非常忙碌，有時會好一陣子沒有現身。那次咳血事件調理痊癒過後，她又休息一陣子沒來保養，兩年後再次看到她時，她已發現自己的乳房長有硬塊，且乳暈會流血，於是我建議她先去大醫院檢查，了解一下自己的狀況。

她姊姊在三〇總醫院擔任護理長，很快就為她安排進一步檢查，結果是乳腺癌一期。許小姐雖然相信排酸療法能幫助她改善病情，但父親和姊姊都強烈建議她接受西醫治療，最後選擇開刀。許小姐的身體在手術之後變得很虛弱，便希望我為她進行排酸調理，來幫助她恢復健康。但我的原則是，既然患者接受西醫治療，我就不去淌混水。因為調理好了，病人不會覺得是排酸的效果；若是病情惡化，反而會被怪罪是排酸導致的。雖然我們有多年交情，我還是直接拒絕了她。

又過了兩年左右，許小姐再度打電話來預約做排酸調理。我想看看她過得好不好，便答應排時間給她。她會來找我，當然還是為了身體的事。原來這段期間，醫生擔心她身上的癌細胞再次擴散到淋巴，所以不僅右邊開刀拿掉了四顆淋巴，也剛結束放射治療和化療，目前必須長期服用醫師開立的處方藥。所謂化療就是打 doxorubicin（俗稱「小紅莓」），本來醫師說要做六次，每三週一次，但做到第三次時，因為許小姐的白血球過低，所以醫師要她換藥改成自費的「太平洋紫杉醇」（paclitaxel），其副作用是會手腳發麻，比較不會嘔吐，每週要做一次，得做十次，前前後後總共做了十四次的化療。做完化療一至兩週後，她開始每天做放射治療，總共做了三十三次。做完後一個月，醫師為了怕癌細胞復發，所以要她開始一天吃兩顆抗荷爾蒙的藥。或許許小姐的體質較敏感，吃了三天後，竟然躺在床上爬不起來，全身手腳痛得要命，連走路時也會痛，就跟類風濕性關節炎的症狀一樣。

許小姐跟醫師討論藥物併發症的問題，雖然服用藥物有百分之九十以上的機率可預防乳癌復發，但併發症是關節病變，嚴重的話可能要坐輪椅，也可能導致情緒低落等。因為許小姐的女性荷爾蒙過多，所以必須吃抗荷爾蒙藥來抑制女性荷爾蒙的分泌，並要她做好心理建設，不要再把自己當成一個女人。說到這裡，許小姐的眼淚忍不住奪眶而出，對我說：「如果將來要坐輪椅，我寧願不吃藥，乾脆因癌症過世還比較痛快。」充滿了對生命的絕望。

原本活潑樂觀的許小姐，因為化療而變得掉光頭髮，必須頂著假髮出門；乳房也因化療而焦黑脫皮；右邊已經傷到淋巴，因此出現板機指、肌肉萎縮無力的現象；同時，手指和腳趾關節腫痛，全身也發脹，一摸就會痛，讓人看了好心疼。且吃了藥後，肝指數會大幅升高，得另外開保肝的藥，同時腎臟也會損壞。

由於情緒低落，許小姐去看了心理醫師，醫師幫她查這個藥物，告訴她這個藥物還會讓她產生重度憂鬱甚至子宮頸癌，所以後來許小姐就不敢吃藥。停藥後，她的肝指數和腎臟的功能都恢復正常，也不會水腫了。

之後，許小姐去看其他醫師，希望可以換藥，但醫師都跟她說沒有其他藥可以替換，要她繼續吃藥，她又試著再吃兩顆，結果還是很不舒服，之後就再也不敢吃了。

後來，她為了要拆掉人工血管，所以到醫院回診。但醫師看診後，又建議她必須要吃抗腫瘤製劑「諾瓦得士錠」十公絲，這種藥一天要吃兩次，一次一粒，總共開給她五十六粒，會引發的副作用有熱潮紅、腫瘤疼痛、噁心、陰道出血或陰道分泌物增多等現象，許小姐吃了二十五天，一直覺得很不舒服，反而停藥後變得舒服很多。

她回想起，做排酸調理的那段時間，身體狀況都良好，後來沒做排酸就發生問題，所以趕快又回來找我調理。

我時常叮嚀學生，面對患者需視病如親，而不是一味拿起排酸棒就直接在患者身上施作，還必須站在他們的立場思考，如何能確實幫助到他們，又不會讓他們感到過度疼痛。許小姐因為全身腫脹發炎，變得對疼痛特別敏感，所以並不適合用排酸棒在身上直接施作。因此，我透過刺激骨盆腔底部肌肉群，來引導骨盆神經叢及下腹部神經叢，直接促使全身神經恢復正常傳導，並修復內分泌系統、提高免疫力、加強內臟功能，同時改善末梢腳趾關節及板機指的痠麻問題，讓她手部的靈活度增加了，腳部也恢復了知覺。至於身體的腫脹部位，我則用捏法來為她排除酸性廢物，直到她的身體不再腫脹且疼痛度降低為止。

現在，許小姐已經長出了烏黑亮麗的頭髮，皮膚也變得很漂亮；右手不僅板機指已改善七、八成，還能舉得跟左手一樣高。整個人看起來神清氣爽，也有體力參加郵輪行程，甚至家人和朋友還問她：「妳怎麼不去上班呢？」她很感謝我能讓她的身體恢復健康，還笑著請我幫她介紹男朋友呢！一直到截稿前，每週還固定來保養一次。

▶ 註

此案例中的許小姐與我有十幾年的交情，在前作《施銘的另類療法－排酸療法》的 138 頁，「女性不能不知道的婦科疾病，每個月我都要咳血一次」一文中有分享過，那次即是使用骨盆腔調理法做調理。

八、類風濕性關節炎患者，從此擺脫疼痛

黃小姐在二〇〇三年嫁到德國，在那裡住了三年。在德國的那段日子，她每天都很鬱卒。她說，這一生的眼淚幾乎都是在那裡流的。

當年，她為了趕在母喪的百日內結婚，因而在母親過世後一個月的八月份結婚，並在九月底搬到德國住。由於母親的過世與婚期太接近，她到德國的第一個月都不敢哭，怕想起母親，一哭會一發不可收拾。

以前，黃小姐住在臺灣時，吃完晚飯後會出去走走、散散步，到了德國之後，因為十月份的氣溫只有十度，而且會一直冷到隔年五月份，所以整整一個月都沒出門，只有週末跟丈夫出去。公婆和丈夫的親戚朋友都把她當成自己人，期待她盡快融入當地生活，大家常常七嘴八舌，弄得她覺得好吵又好煩，有種自己是被騙過去的感覺。

此外，她因母喪的關係吃素一年，體力幾乎耗盡，在臺灣的父親得知後，不捨的罵她：「德國那麼冷，不比在臺灣，只吃青菜怎麼夠營養？怎麼會有體力？」要求她要吃肉，但她懇求父親，只剩一個月，就讓她完成最後這一點點的孝心。

還有，在德國聚會時，大家都習慣攜伴參加，晚餐常常吃到十一、十二點甚至凌晨一、兩點。有次，因為她很累，便叫丈夫自己赴約，結果朋友都追問她丈夫，她是不是不喜歡他們這群朋友？是不是不喜歡德國？弄得她在德國的日子壓力好大。

黃小姐每年都會回臺灣兩次，卻發現時差越來越難調整回來。二〇〇六

年，她丈夫外調到香港，所以她可以多飛回臺灣一次。但搬到香港之後，她不知為何開始常拉肚子，且持續了三個多月。因為她丈夫是公司外派到香港，所以家屬也要做身體健康檢查，結果黃小姐的血液報告中，白血球指數過高。醫師也查不出原因，只好說再繼續觀察。在之後的半年內，她不只拉肚子，還失眠、經常感冒，接著雙手的手指關節開始脹痛，然後全身關節也痛，連脖子、肩膀和腳底也都發痛。

剛發病時，黃小姐有嘗試一些民俗療法，例如：推拿、按摩、刮痧、針灸等等，但都沒有效果，反而越弄越痛，甚至曾經刮痧刮到虛脫，回家後要躺三天才能恢復體力。但是她想再試看看，為了健康又再去刮一次，結果還是又躺了三天，最後找西醫檢查，才證實是類風濕性關節炎，而西醫治療的方式只能用藥物控制，但藥物又對她沒有效，吃了還是一樣痛。因為關節發炎、疼痛，黃小姐常常覺得痛到吸不到空氣，感覺自己快走了，還跟丈夫交代好遺囑，準備隨時可以走。

二〇〇八年，黃小姐回臺北時，無意間在書局發現《排酸療法》這本書，回家詳讀後，隔天就打電話預約安排檢查。根據我的判斷，黃小姐是因嫁到德國，受到文化及生活環境變遷的影響，心理影響生理，而氣溫的變化更讓身體無法調節過來，長期下來，身體的循環開始緩慢下來，酸性廢物沉澱累積在肌肉深層，又因身體虛弱無法代謝出來，才會使身體痠痛有對稱性的發炎，慢慢侵入全身的關節造成疼痛，這是酸性廢物無法代謝排出後的嚴重狀態，但西醫只能將這類病況歸類為「類風濕性關節炎」，當然無法正確進行治療。

接著，我發現她的脊椎兩側肌肉高低不一，代表肌肉沾黏及自律神經傳導遲鈍，造成她免疫系統出問題，且因為長期過度的體力消耗，造成胸廓緊縮，呼吸條件就變得很差，所以我以肋間神經為重點，調整肩胛神經，然後我請她做胸式深呼吸看看，當下她的臉色轉為紅潤，並說:「怎麼可以吸到這麼多空氣呀！」我笑著回她：「因為妳的肋間神經沾黏了，我現在幫妳排除沾黏後，就能呼吸到比以前更多的空氣了。」當天，她回家後覺得全身疲倦，一覺到天亮，醒來後神清氣爽，於是馬上安排兩天來排酸一次。但她在一星期後就必須回香港，所以她便買了排酸棒，學習如何在家自己調理。之後，只要她預知何時要回臺灣，就會提早打電話來預約安排一週兩至三次的密集調理，現在，她的類風濕性關節炎發作的狀況已經越來越少了。排酸這種方式確實能改善黃小姐的關節疼痛情形。

九、罕見疾病——幼兒類風濕性關節炎

有位年僅十二歲的方小弟，經過台〇醫院診斷為罕見疾病「幼年類風濕性關節炎」（JRA）。他從幼兒期開始，只要壓碰肌肉就會有疼痛的感覺，成長速度很緩慢，比同年齡的孩子還要瘦小；而且，他從學走路時期就一直搖搖晃晃，活動力差，只要多走一點就喊骨頭痛。

他的爸媽覺得很奇怪，原本以為是孩子的成長痛，但漸漸發覺他的走路姿勢像企鵝搖搖晃晃的，也常沒事就喊疼、喊痛。到了小學二年級，狀況已經越來越糟糕。他們帶他去醫院檢查，一開始也查不出原因，簡單的舉手動作，方小弟卻是全身骨骼都像和肌肉分離似的完全無法使力，最後醫師將這情況歸類至「幼年類風濕性關節炎」，方小弟必須每星期施打兩次皮下注射的「恩博針劑」治療，才能緩和他的狀況。每針的費用要四、五千元，是一筆不小的開銷，最後醫院判定此病症屬罕見疾病，健保可給付，才稍微減輕家裡的負擔。

方小弟看遍了許多醫院或任何有希望處理此症狀的地方，都沒有任何成效，最後因緣際會下來到我這裡。我一看到方小弟的狀況，推測他是因為身體無法順利循環代謝出酸性廢物，導致肌肉累積過多的酸而持續發炎，影響了肌肉和骨骼間的連繫，只要將肌肉內的酸排掉，肌肉和骨骼就可以順利的協同運作。

我還記得第一次檢查時，由於他身上的酸性廢物實在太多，我才輕輕一碰，他竟然痛到無法控制的咬他爸爸的臀部，打自己的臉跟頭。說實在的，我真是不忍心下手，所以我還特地打電話給他媽媽，希望他們能帶他去其他大型醫院，不要來這邊受苦受難。沒想到，他爸媽隔天突然親自過來，拜託我繼續幫方小弟調理。

之後的每次調理，方小弟痛得唉唉叫，但他很堅強的對我說，他一定要好起來，因為他真的很希望可以跟其他同學一樣健健康康的跑步、郊遊。有好幾次，我在調理時，他自己還會大聲高喊：「我要忍耐、我要勇敢、我是媽咪的寶貝！」他媽媽站在旁邊，淚水都滴下來了，我也忍著淚水強裝鎮定。

但我實在沒有信心能看著方小弟的疼痛哭喊而下手，所以有好幾次，我都暗示他爸媽，去找別的方法看看。但他們看到方小弟的身體狀況逐漸改善，對這種調理方法更有信心。尤其方小弟，即使每次的調理都很痛苦，有時甚至會掛著鼻涕跟眼淚對我哀嚎：「老師，你真的好殘忍喔！」、「老師，你是壞人！」但我在每次調理後問他：「那你還要不要繼續呢？」他都還是很堅定的說：「我要繼續！」他父母也一再要求我繼續幫他調理，因為他們跑遍上百個地方，包括西醫、中醫、民俗療法等，都說沒看過這種病症，實在是走投無路，如今終於找到一線曙光，完全不想放棄。

原本，方小弟固定關節處的肌肉是鬆散無力的，手無法抬起且鎖骨會亂動，在調理幾次後，現在他的手舉起時，肌肉已有力量穩定住鎖骨與肋骨，肺活量也增強了，緊繃的胸腔開闊後，更可以大口的呼吸。

寫到這裡，其實我心裡還是感到十分難過，所幸方小弟也真的大有進展，總算不愧他爸媽對我排酸調理的信任以及對方小弟盡心盡力的付出。

現在的方小弟，每週兩次的打恩博針劑已改為每週一次，肌肉發炎的狀況也逐漸降低，疼痛感減少很多，行動上也自如許多，變成一個活潑的小男孩。

十、斜頸症與妥瑞氏症的小孩，一個健康成長的機會

程小妹來這裡時已經是幼稚園大班生了，長相秀氣靦腆，但與一般小孩不同的是，她出生時脖子就先天性的往右歪，被醫師判定為「斜頸症」，且手和腳都一長一短，常常走路摔倒，也無法自己爬起來，得靠旁邊的人協助才行。

從程小妹五個月大時，媽媽就帶著她每星期去三次，榮〇與振〇醫院做二十四項復健診斷，還要去給中醫針灸，這樣持續五年多，但狀況一直都沒有改善，反而每次到復健部，都要耗掉一個上午做二十四項的治療與訓練，讓小孩子不勝負荷。

所謂的二十四項治療與訓練，包括：一、物理治療－複雜治療，二、職能治療－複雜治療，三、複雜治療，四、語言治療評估，五、姿態訓練，六、掌指功能訓練，七、被動性關節運動，八、職能治療－平衡訓練，九、移位訓練，十、日常生活訓練，十一、肌力訓練，十二、運動知覺訓練，十三、促進技術，十四、物理治療－平衡訓練，十五、行走訓練，十六、步態姿態訓練，十七、牽拉運動，十八、運動治療，十九、肌力訓練，二十、聽能了解訓練，二十一、發音部位訓練，二十二、節律訓練，二十三、口語訓練，二十四、口腔訓練，但都看不出有任何進展。醫師告訴程媽媽，只好等程小妹長大後，看兩腳差多少，就加鞋墊來輔助。

當初程小妹會來到我這裡，是因為她的阿姨曾經在五南圖書出版公司工作過，有一次聊天時，將我的書介紹給程小妹的媽媽看。原本是針對程家大女兒的紅斑性狼瘡症，希望我做檢查，我檢查後，看到她媽媽旁

邊站著歪脖子的程小妹，就對她媽媽說：「妳這小孩的手腳一長一短。」她媽媽驚訝的說：「你怎麼知道？」我微笑回她：「這個我一看就知道了。」她媽媽說：「那你會調理嗎？」我說：「這個很簡單啦，這比她姊姊的狀況還好調理。」但當時因為有客人在等我，所以沒時間幫程小妹看，於是我請她改天再來，我幫她檢查一下。

過了幾天，程媽媽就帶程小妹過來。針對第一次來的客人，我都是先花十分鐘檢查他的身體肌肉狀況，讓他了解排酸是否對他有幫助。我請程小妹躺好後，就觀察她的身體，跟程媽媽說，人類的肋骨應該都是平的，而程小妹的右邊肋骨比較短，所以有肋骨塌陷的狀況；次外，程小妹右半邊的副神經，從脖子到肩胛上都被壓迫到，所以抑制了她右半邊的成長，造成右半邊的狀況都不好，臉型明顯左寬右窄，發育也比較慢，進而影響到肌肉、骨骼及內臟的成長，甚至牙齒和聽力都受到影響。但我告訴程媽媽，幸好是右邊而不是左邊，如果是左邊就會壓迫到心臟，反而更危險。

在調理前，我先跟程媽媽說：「程小妹的腿，我幾秒鐘就可以幫她調整好。」然後我先刺激她的坐骨神經，讓傳導功能恢復，當下程小妹的雙腿肌肉瞬間就鬆掉，兩腿變得一樣長了。程媽媽非常驚訝，因為這五年多來，不管她到哪裡求醫，都沒有人做出這種效果。

那天程媽媽帶著程小妹回去後，好一段時間都沒有她的消息。我正覺得納悶，結果兩個禮拜後她打電話來預約，要帶程小妹來，正式請我幫她調理。當時我好奇問她怎麼這麼久才過來，她支支吾吾的跟我說，因為她擔心醫院那邊不能馬上不去，不然得等半年才排得進去。我哈哈大笑說，這什麼狗屁理論。後來她才說，她那天回去跟親友說，忠孝東路有個施老師很厲害，點幾下腿就長出來了，但親友聽了都勸她不要被騙，哪有這麼神！她雖然半信半疑，但自從那天回去後，她每天早上做的第一件事，就是抓著程小妹的雙腳比對，看看有沒有縮回去，但都沒有，就知道真的不是騙人的。

後來正式調理程小妹的全身後，我又發現她的頭有個五公分的瘤。我告訴程媽媽，懷胎三、四個月時，胎兒的頭會很大，因為人的頭部有荷爾蒙會透過脊髓分泌到全身，成長都是靠這荷爾蒙分泌出去，而程小妹因為頭部的荷爾蒙無法順利往下傳送，被堆積在這裡，所以才會結成硬塊，也阻擋了骨骼肌肉的成長。所以我先幫程小妹調整自律神經的交感神經後，再調整坐骨神經，接著從背肌刺激裡面的肌肉讓它收縮，加強神經的傳導來到三角肌，幾秒後荷爾蒙分泌出來，就會輸送到雙手，手部的肌肉鬆掉後就會繼續成長。至於脖子裡有細微的神經，因為被壓迫到，所以需調整裡面的三叉神經，尤其右邊脖子的調理，需將胸鎖乳突肌做出來，而脖子左側長年受到脖子右側的影響而拉緊，所以要把這裡調理放鬆。程小妹的肋骨因沾黏而造成左右相差三公分，需從胸骨到肋骨與頸椎第三至七節沾黏的部分慢慢去調理。

剛開始，程小妹一週密集來調理兩次，三個月後改一週一次。我看著她飛快的長高，食量增大，臉部的左右比例變得一樣，牙齒的咬合也變好，所以吃飯變得比以前順。就這樣，在這一年裡，她在學校同年齡的小朋友中算是偏高，功課也進步到十名內，一年後已經可以調整到兩週一次的保養即可。

這兩年裡，程小妹的幼稚園老師一路看著她成長，從以前走路不穩，容易跌倒，也無法自己站起來，到如今進步神速，覺得非常神奇，還帶著自己的兒子來給我調理脊椎側彎。

以往，每年都會有個衛生單位人員固定來追蹤程小妹的身體狀況，但最近一次來時，他很驚訝的跟程媽媽說：「妳女兒原本 X 光照出來，脊椎有點側彎，但怎麼現在看起來這麼正常呢？」經過那次之後，他們就再也沒來訪查了。

程小妹家距離捷運站較遠，出入都要搭計程車。因為她們都在差不多的時段搭車，偶爾會叫到同一個司機的車。那個司機最近看到程小妹，還問她媽媽說：「妳這小朋友進步好多喔！」住在附近的藥房阿姨有一段時間沒看到程小妹，再看到程小妹時，也跟程媽媽說：「妹妹怎麼變好了？」讓程媽媽覺得很欣慰。

最近，有個客人帶著她六歲、有妥瑞氏症的小孩過來請我檢查。在我的經驗裡，妥瑞氏的原理就與程小妹斜頸的原理類似，是因為脖子裡的肌肉沾黏，導致裡面細微的神經傳導受損，造成聲音無法連續發出，而有間斷性的怪聲或抽筋動作，旁人若不了解，就會以異樣的眼光打量，造成孩子的心理負擔。妥瑞氏症除了是神經傳導物質的異常外，在聲帶喉嚨附近的肌肉也有沾黏狀況，必須在鎖骨兩邊震壓將酸性廢物排除。

妥瑞氏症並不會影響到肌肉骨骼的成長。我發現其原因是肌肉神經傳導中最重要的荷爾蒙缺少潤滑，或荷爾蒙分泌不均的問題，而影響了肌肉彈性，使肌肉造成沾黏，導致神經傳導受到阻礙，變成間歇性的肌肉纖維抽動。

在調理時，左右兩側的脖子得要調整使其平衡，因為酸性廢物會隱藏在深層的肌肉裡不易被發現。此外，頭部的調理也很重要，可以刺激產生荷爾蒙，幫助肌肉的潤滑。但成人的妥瑞氏症由於肌肉已經定型多年，調理起來會比小孩子的肌肉困難些，所以越小的孩子能越早處理，狀況就能更快獲得改善。

▶ 註

目前在不用藥的狀況下，排酸是可以調理妥瑞氏症的。

5

排酸保健舒緩 DIY

>>>>>

一、頭部保養

頭痛的原因有很多種。人體在脆弱時，或有些女性在經期前或經期間，都容易發生頭痛。經常使用電腦、手機等電子產品，也增加了頭痛的機率。氣候驟變，身體狀況不佳時，如感冒、過度疲勞、緊張等，也會引發頭痛。待在空氣不流通的地方容易缺氧，胸悶時也會容易造成頭痛。內臟的副交感神經失調也會引起頭痛。

頭痛說起來是小毛病，並非時時發作，但當頻率增加時就是一個警訊。大腦神經結構複雜，一直有頭痛的現象時，就會影響到身體的協調性，有時會有呼吸困難或天旋地轉暈眩的症狀，嚴重的話會使得生活品質跟工作效率都變差。長期頭部處在缺氧的狀態下，除了記憶力減弱之外，也容易產生病變，如腦膜瘤等。

調理手法

1. 建議採坐姿進行。
2. 方向從左到右，右到左亦可。
3. 頭蓋骨塌陷是因為年齡增長，凹陷就會越來越深，然後就會囤積酸，進而影響神經血液傳導不良，造成淚流不止、乾眼症、不自覺眨眼、眼皮跳動等症狀。
4. 另外，睡不好、失眠時，也可用此頭部保養法。

後腦		
	從後頸用二粗排酸棒輕壓，然後從左到右橫向輕微震壓，依序往上移動。	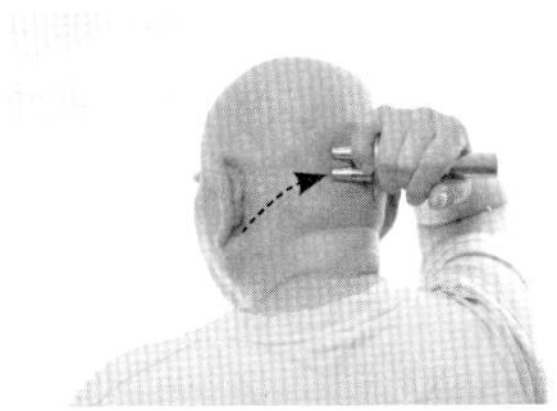
	從左耳上方，沿著髮際線依序往右輕微震壓。	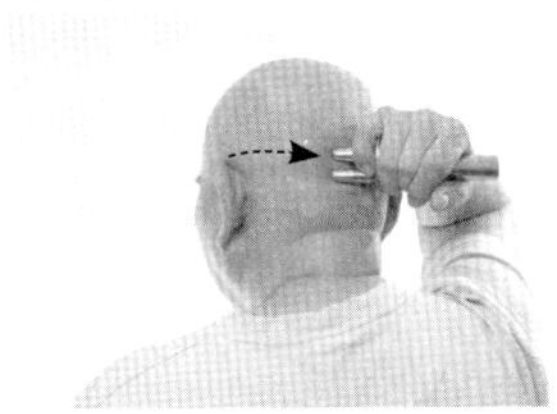
	如此慢慢往上移動。	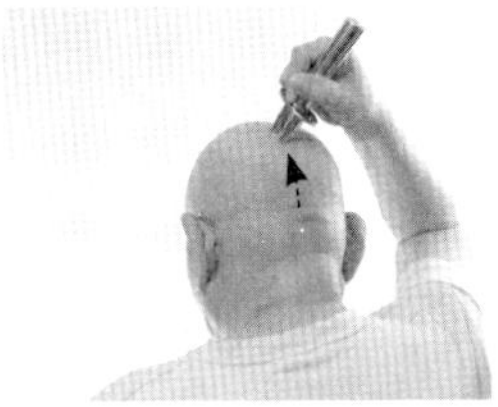
	遇到頭蓋骨塌陷下部分，要多加強幾次。	

二、臉部保養

很多人都很在意臉上的皺紋，但不管是保養品或小針美容的效果都有時限，如果用錯產品，也會使得皮膚狀況每況愈下。而排酸是從臉部肌肉著手，可促進臉部血液的循環，從而使臉部肌肉緊實有彈性，保持肌肉的彈性、線條和光澤，這樣的保養才是真正有效果且持久的。我自己也因為這樣的持續保養，讓大部分人看到我時，都大呼看不出來八十歲了。這個方法很適合自己操作，所以我特別推薦出來。

另外，臉部肌肉還包含了眼睛周圍，用排酸的手法能將眼睛周圍累積的疲勞排除，常常眼壓過高、眼睛乾澀、難有淚水潤澤，或一直過多分泌眼淚、大小眼的人，用臉部排酸方式搭配頭部保養，也可以大幅減輕眼睛周圍的肌肉壓力，改善眼睛疲勞的狀態。

調理手法

建議採坐姿或仰躺時進行。

<table>
<tr><td rowspan="2">1. 臉部</td><td>(1) 先用潤滑油打底，用二細棒從脖子往上輕輕拉提，再從下巴往兩臉頰斜肌拉提到耳下旁。
從耳內側直線操作拉提到頭顱最上方，頂骨兩邊凸凸的地方，輕按壓固定。</td><td>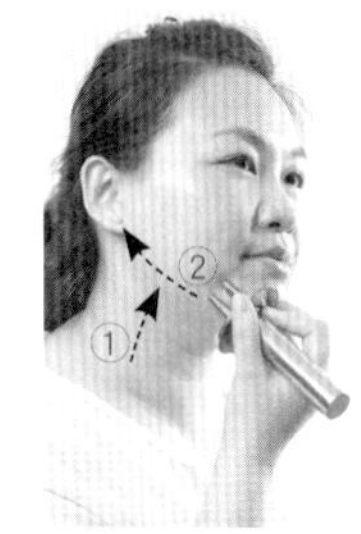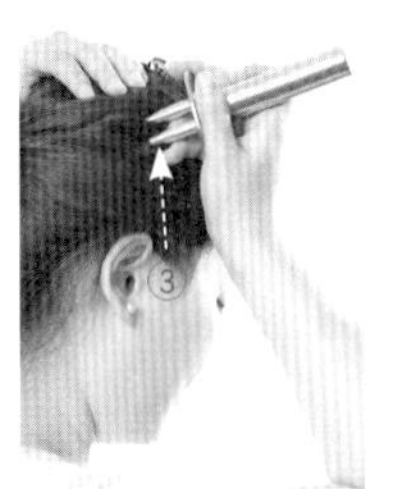</td></tr>
<tr><td>(2) 鼻翼兩側開始，沿著頰肌輕壓拉提至耳朵後，再次從耳上拉到頭顱兩側。</td><td>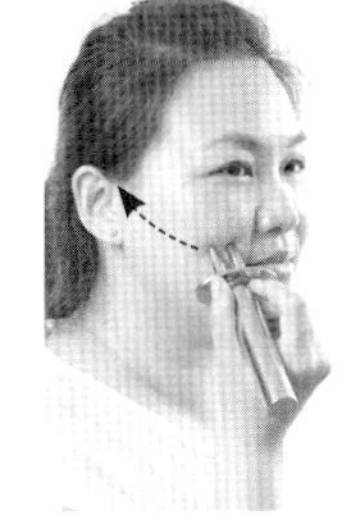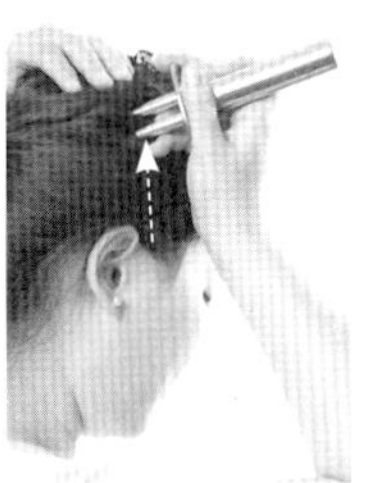</td></tr>
<tr><td rowspan="2">2. 眼睛</td><td>(1) 眉毛下眼窩的最凹處輕微震壓後，沿著眉下眼窩輪廓到眼睛的尾端，可輕壓放鬆眼眶周圍的肌肉。
接著從眼睛下方往眼尾拉提眼眶周圍到耳朵上的肌肉。</td><td>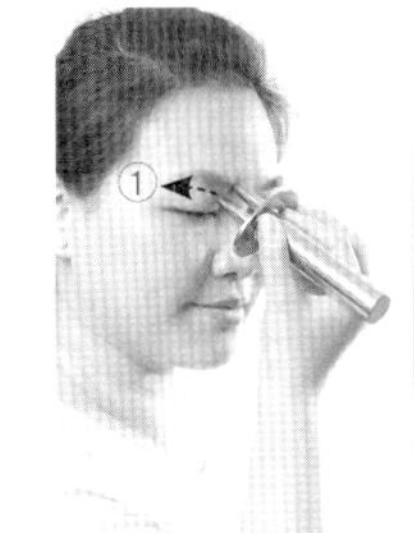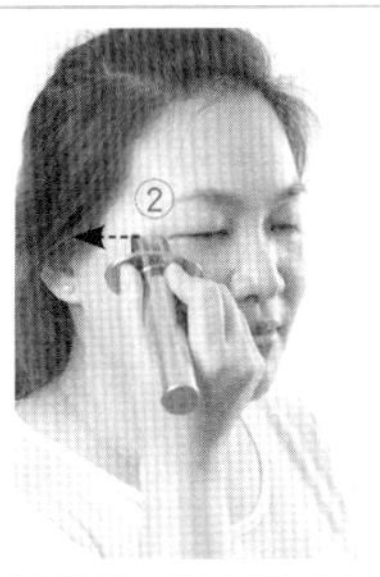</td></tr>
<tr><td colspan="2">(2) 從左耳上方兩公分開始，繞到頭顱後方，輕微震壓一圈至右耳成一線，再從右至左一圈。尤其對乾眼症、常流淚不止、不自覺常眨眼者有效。</td></tr>
</table>

三、胸腔保養

現在的上班族不像早期是朝九晚五，時間到了就打卡下班，絕大部分都是責任制，加班變得很常見，而終日埋首於工作的人，心中難免會擔心哪天自己會不會過勞死呢？但有接觸排酸的人可以了解，上班族因為長期的壓力，常不自覺在工作中屏息以待，日積月累容易使胸腔的肌肉緊繃，久而久之心肺功能就會變得不好，而排酸是可以提升心肺功能與胸腔呼吸的順暢，增加肺活量，從而讓自己身心舒暢。

胸腔長期壓迫、呼吸不順所導致的危險訊號，包括記憶力衰退、注意力無法集中、睡眠時間縮短、經常頭痛、頭暈、目眩、做事經常後悔、懊惱、易怒、煩躁、悲觀、難以控制等情緒。

每天面對沉重的工作壓力，日夜顛倒又超時的加班，使得睡眠失調、休息及休閒的時間減少，甚至吸菸飲酒過度、飲食習慣改變、家庭失和等輕忽保健的人，都會導致人體疲憊，胸廓緊繃、肌肉沾黏，而致肺部纖維化（目前中西醫皆無法解決此症狀）。且人體胸腔長期承受過度的壓力，交感神經和腎上腺系統產生紊亂，就會影響體內荷爾蒙的平衡，連帶就會影響其他器官功能失常的現象。

調理手法

建議採坐姿或仰躺時進行。

<table>
<tr><td rowspan="3">胸部</td><td>(1) 先用潤滑油打底，用三粗排酸棒從肚臍上方往上直做到咽喉下方。
再從左右兩胸下肋間肌膜往腋下方向震壓，就能鬆開肋間肌膜的沾黏。</td><td>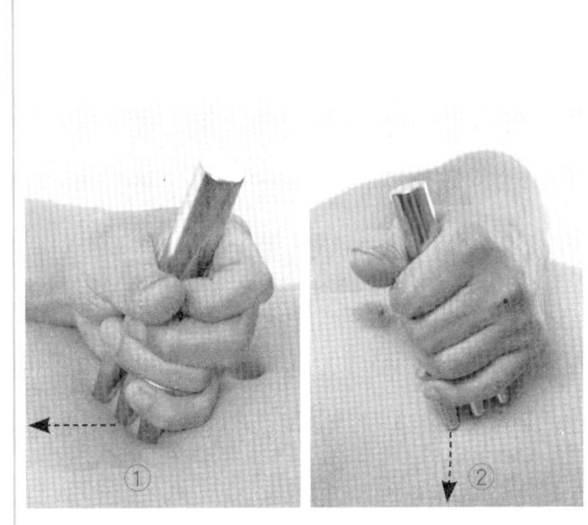
</td></tr>
<tr><td>(2) 鎖骨下方胸大肌的連接處，要用震壓方式往肩關節方向做到肩關節交接處，以單棒按壓幾下。</td><td>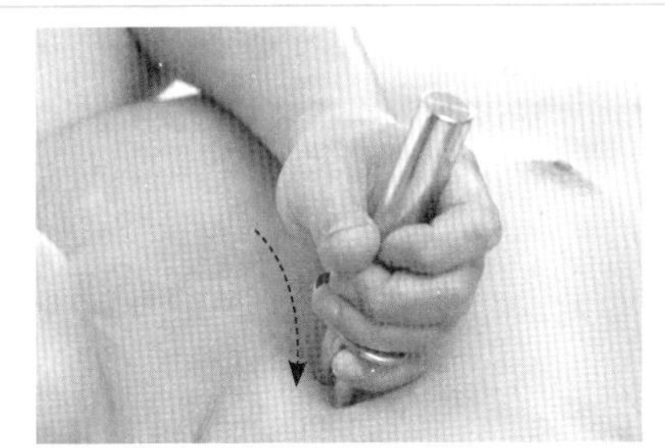</td></tr>
<tr><td colspan="2">(3) 做完後，必須用胸式深呼吸把胸廓撐開，讓足夠的氧氣進去，這樣沾黏的肋間肌膜就會撐開。</td></tr>
</table>

四、乳房保養

人體的七孔，以及肚臍、生殖器、肛門、乳頭都會排氣，所以必須保持暢通。

許多女性若在自我檢查時發現乳房有硬塊，都會感到害怕，但其實胸部有硬塊，百分之九十是屬於良性的纖維性疾病或纖維瘤。只不過，曾經有乳房纖維囊症或纖維腺瘤患者，日後患乳癌的機率是一般人的一點五到兩倍。其實，不僅乳房可能有硬塊，乳暈也有可能會有結石，若乳房組織有發炎反應、乳汁鬱積等狀況，都有可能產生鈣化或形成結石。

有位王小姐，一開始是發現乳暈部位出現腫塊，局部紅腫疼痛，乳暈也出現結痂，兩週後流出膿狀液體後，腫塊還在，後來才知道原來是乳腺阻塞，產生乳汁鬱積，乳腺位置形成一顆兩公釐大的黑色堅硬結石。因為乳汁本來就含鈣，乳腺發炎、阻塞時，就有可能會形成鈣化。

所以女性的乳房保健是很重要的，平常沐浴時就可以隨手利用排酸棒，在自我檢查的同時，也可以達到保健功效。

> 調理手法

建議採坐姿或仰躺時進行。

<table>
<tr><td rowspan="5">胸部</td><td>1. 先用潤滑油打底，用二粗排酸棒針對乳房周圍做震壓，從胸肋關節往乳暈方向震壓，並沿圓周範圍做一圈，若有感覺硬塊處可加強震壓。</td><td>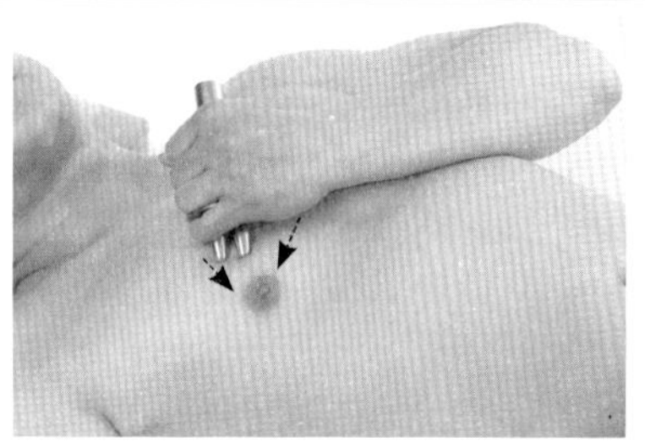</td></tr>
<tr><td>2. 將手抬高後，從腋下的肋間肌膜再加強震壓往乳暈方向，一手做完後換另一手。</td><td>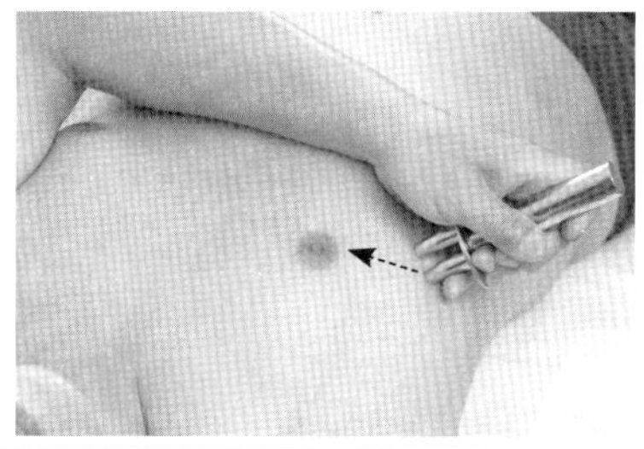</td></tr>
<tr><td>3. 用右手掌緊壓左乳房，向左邊轉六次以上，再向右轉六次以上，讓乳房組織能更鬆軟，不集結硬塊。另一邊也以同樣手法進行。</td><td>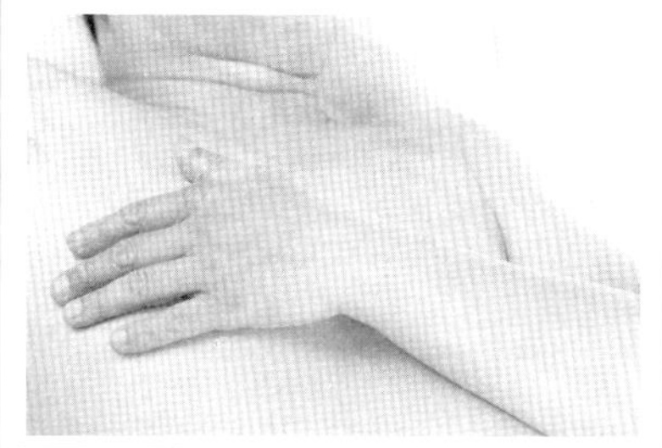</td></tr>
<tr><td colspan="2">4. 乳頭處，可用手指擠捏，再以吸奶器將氣吸出，保持乳腺暢通，如此可防止乳腺阻塞而引起病變。</td></tr>
<tr><td colspan="2">5. 做完後，必須用胸式呼吸把胸廓撐開，讓氧氣進去，將沾黏的肋間肌膜撐開。</td></tr>
</table>

五、肩頸及手部保養

以前是每個家庭至少有一臺電腦，現在是人手至少一機（手機或平板電腦），不管是上網聊天、打電動休閒或工作，許多人的大半時間不是在電腦前度過，就是過度依賴手機。不管是打電腦或玩手機，都會因為姿勢不良及工作場所設備不恰當，而引起一些肌肉骨骼傷害，例如腕隧道症候群、網球肘、雙肩無法聳起、頸部及腰部僵硬痠痛等，典型症狀包括：

1. 手、手臂或手肘不舒服、僵硬、痠痛或灼熱感，常常需要甩甩手或給人按摩，才會比較舒服。
2. 手容易覺得刺痛、較寒冷或者會麻，手指握力和協調性都變差，有時指關節還會有疼痛感。
3. 脖子、肩膀和上背部都覺得僵硬疼痛。
4. 晚上會痛到醒過來而睡不安穩，影響到白天的工作情緒。

基本上這些都是屬於累積性創傷疾病，是一種慢性的疼痛症候群，雖然這些傷害都很細微，但因為不斷重複多次，容易導致肌腱、神經、肌肉及其他軟組織受傷，並且長期累積到一定程度，就不只是不舒服，而是疼痛了。若這些症狀變得嚴重，就會影響原本的工作及日常生活的不便。

肩頸僵硬最常遇到的狀況就屬於落枕了。現代人因為工作繁忙，家庭生活與事業都需兼顧之下，常常就會身體僵硬，肌肉代謝不良的狀況逐漸從肩頸蔓延影響到頭部，而落枕的主因是睡眠姿勢不良，頭頸長時間過度偏轉，引發肌肉扭傷，或者是睡眠時受到風寒，使得頸背的肌肉僵硬導致疼痛，嚴重者甚至影響到走路都不平衡。

在天氣急遽變冷時，時常會有多位客人緊急上門來求助，都是因為不注意保暖，使身體受到風寒，讓肌肉急速緊縮，造成血液循環不佳，起床時就會感覺到落枕現象。這時，我會請客人先用有遠紅外線的電暖爐烘烤背部肌肉，讓肌肉鬆軟下來，再用排酸手法調理，即可舒緩疼痛。如果自己調理，只能稍微減輕痛楚， 真正要排除疼痛的話，還是需要請旁人協助鬆開背後的肌肉才能調理完整。

調理手法

建議採坐姿進行。

1. 手掌	用潤滑油打底，用二細排酸棒先從小指逐根輕拉壓，往手臂方向震壓。再換手背，以同樣手法調理。	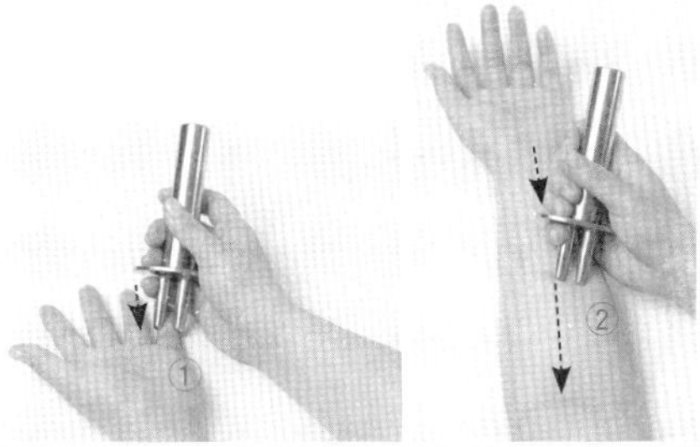 ① ②
2. 手臂	從手腕往肩膀方向調理肌肉群將肌肉沾黏處做軟，一直往上震壓到肩頸處。每條肌肉群在震壓時，一定要過關節處，不然酸會停留在關節處沉澱。	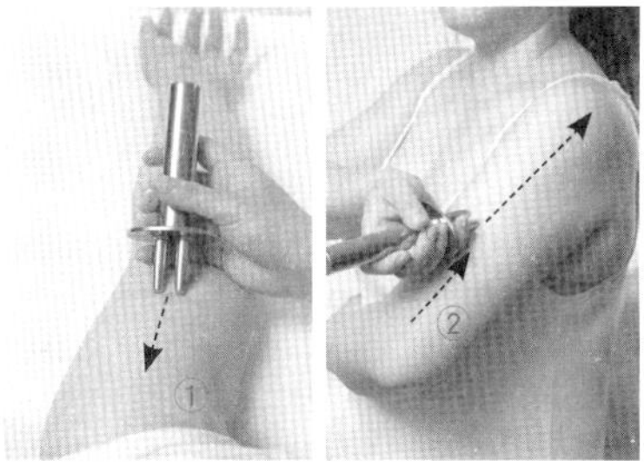 ① ②
3. 肩頸	從肩膀震壓移動到脖子，將肌肉沾黏處做軟，然後在頭顱底肌肉處輕壓橫向做開。	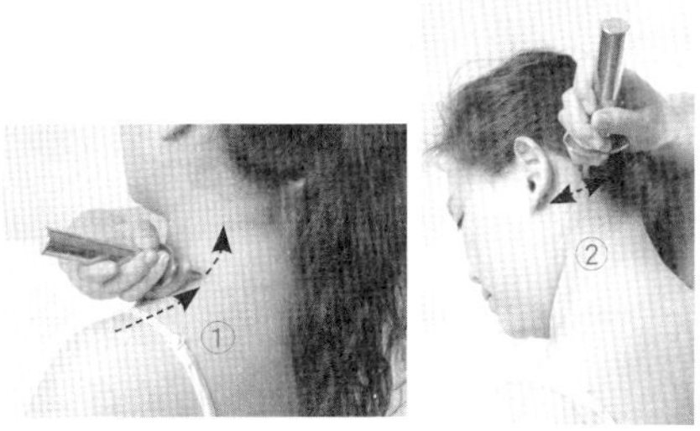 ① ②

六、腸胃保養

從以前就常聽長輩說：「腸胃健康，人就健康。」這麼多年來，以我從事排酸保健工作的經驗看來，這話說的一點也沒錯。胃和小腸是營養吸收的主要核心，沒有好的腸胃道蠕動消化，吃進去再好的營養都無法吸收。人體沒有得到好的營養素，當然各細胞活化的速度就變慢，造成免疫力下降。身體機能一旦下降，疾病就會出現，形成慢性病的開始。

最常見的腸胃不適症狀就是脹氣，整個肚子都鼓鼓的，感覺腹部腫脹圓如西瓜，拍下去還會有空氣聲，常常不自覺的排氣、打嗝，實在令人困擾。嚴重時，會坐立難安，腹部兩側肌肉感覺疼痛，食慾也會受影響，心情也就不好。如果腸胃長期處於這種脹氣情況，就會阻礙身體內部的氣血循環，使內臟蠕動機能受損，而身體肌肉組織的酸性廢物無法排除，累積下來就會顯現痠痛與疲勞，也因此脹氣變成影響身體健康的最常見原因。

另外，便祕更是腸胃消化不好而衍生出來的問題，因為便祕會使得脹氣更難以調理。當食物無法完全消化，最後階段是所謂「廢物質」，進入人體大腸中的結腸形成「大便」，而沒有消化好的「廢物質」會沉澱在橫結腸區，壓迫到腹腔內的器官蠕動空間，而且直腸是排出大便的最後管道，也會因此而變形，使得大便無法順利排出引起便祕，最後「廢物質」內的毒素細菌反噬，再次發酵沒有完全消化的食物，產生氣體回流到腸道，讓脹氣更常顯現出來。所以要有好的消化系統的運作，以上這些問題才能改善。腸胃的問題，最重要就是要有蠕動的活力，而透過排酸調理，可用肌肉去刺激體內器官的活化，讓肌肉有彈性，使器官能在體內有足夠蠕動的空間。當腸胃蠕動消化空間夠，就能正常的消化、分泌激素及分解食物，所有的分化過程順利，這樣良好的營養素能被吸收，細胞自然有活力，身體各項機能都能達到好的平衡。

> 加強調理部位

建議仰躺時進行。

部位	說明	
腹部	1. 先用潤滑油打底，用三粗排酸棒由橫膈膜下方的腰部，從左腰往右腰順時鐘方向震壓與拖壓各一至兩次即可。如遇較硬組織，則需震壓多次將其做軟。	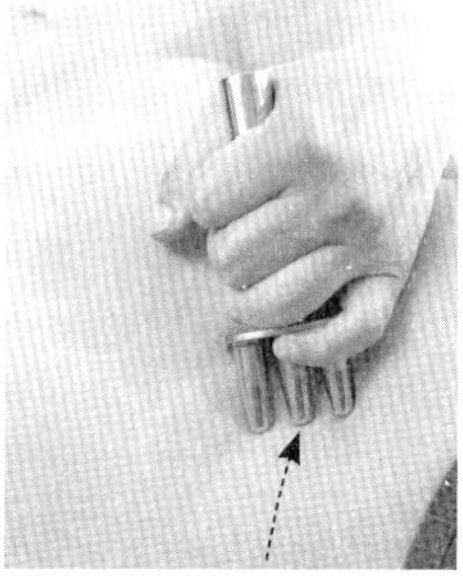
	2. 恥骨上方兩條腹直肌輕壓拉提至橫膈膜下方，可刺激大腸的蠕動。	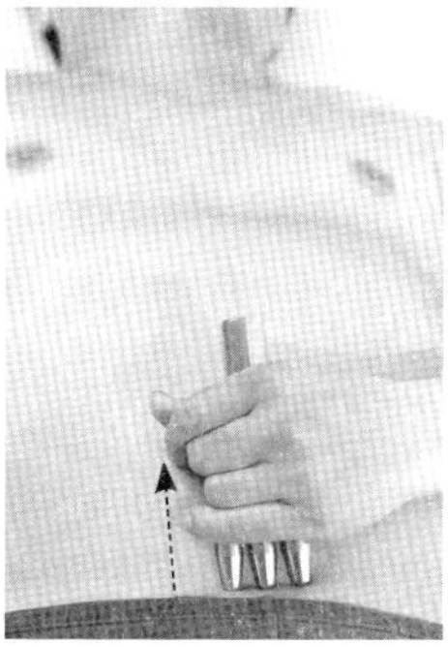

七、腿部保養

下半身的腿部浮腫問題，一直是現代人的煩惱。浮腫的原因很多，大部分都是常在久站或久坐後發生。因為職業的需要必須長期久站或久坐，都會使下半身血液循環不良，靜脈的循環功能不好，加重水分代謝的困難，使得下半身的臀部、大腿、小腿都會有肌肉緊繃之感，且看起來有肥胖比例不均等狀況，而嚴重的還會感到大腿有很多橘皮現象。女性朋友會覺得浮腫等於肥胖，其實不全然如此，血液循環不良也會造成脂肪的堆積，如果能讓下半身的代謝加快，就能改善腿部的浮腫現象，而排酸調理能讓腿部肌肉放鬆，加強血液循環，逐漸讓酸性廢物排出體外，使肌肉緊實有彈性。

還有老年人常有用腳後跟走路的習慣，那是因為腳趾無力的顯現。腳部的骨骼肌肉和韌帶承受著人的整個體重，人從年輕使用到老，磨損太多，到中年以後，腳後跟的肌肉彈性就會逐漸退化。老人的小腿至腳後跟的肌肉較僵硬緊繃，也使得老人無法走遠路，如果能提早注意保養，就能促進腳的血液循環，而活化腿部功能。

加強調理部位

建議採坐姿進行。

1. 小腿	(1) 先用潤滑油打底，用二粗排酸棒從腳背各腳趾縫中，輕輕從下往上施作到腳踝以上。 外側腳踝關節處要仔細輕壓，再沿著小腿外側肌肉震壓做鬆。 最重要是從脛骨的兩側往上做到膝蓋周圍。	① ②
	(2) 阿基里斯腱的外側往上施作到膝窩。	
2. 大腿	從膝蓋往臀部的方向做大腿外側，將兩側肌肉震壓做鬆。 內側縫匠肌輕壓拉提至恥骨，可加強膝蓋的韌帶。	① ②
3. 膝蓋	膝蓋彎曲，從膝蓋骨下方輕輕壓住膝蓋骨縫間的肌肉空間往上壓拉，把骨縫間的沾黏分開。	

一位麻醉護理師對肌肉沾黏的見解

有位麻醉護理師在為 12 歲的兒子量脈搏時，發現兒子的脈搏跳動異常，認為可能是心律不整，便問兒子，身體有沒有不舒服，兒子卻回答：「沒有啊！」

但她直覺問題沒有那麼簡單，剛好聽到朋友談起排酸療法的書，便帶著兒子來到我這裡。

我詳細查看孩子的身體，發現他的左胸腔有些塌陷，馬上判斷是他的左肋間內、外肌出現沾黏現象，導致肋骨緊縮，胸廓空間過於狹窄，使得心臟、肺臟無法正常活動，人體的氧氣量供應不足，才會出現心跳異常的現象。

檢查結束後，麻醉護理師對我講述西醫領域對「沾黏」的見解，認為這是身體對受傷組織的反應，長期的慢性缺氧會造成細胞受損受傷。目前在臨床上看到的組織沾黏，大多屬於感染或手術後發生的，看起來就像是蜘蛛絲，一條條細細的黃黃白白的線黏在腔室與器官之間。如果沾黏情形比較嚴重，可能會讓器官在收縮時，造成不易收縮的情形，必要時會施行手術把那些「蜘蛛絲」清理分開，如果不處理，容易造成病人身體的疼痛與不適。

從排酸的角度來看，沾黏是全身性的，面積比較廣泛，如肌肉鈣化發育不全、僵直性脊椎炎、外傷、不當運動等傷害，都會造成沾黏問題，不只是傷口感染或手術後才會發生的。詳細內容可參閱 2008 年 7 月書泉出版的《排酸療法》第 43 頁之〈肌肉、神經、骨骼影響內臟〉篇。

後記

用簡單的自然療法改善病痛

在這個科技發達的社會，不管是什麼人都離不開3C，如成天使用電腦滑鼠的上班族或年輕族群，甚至連銀髮族都人人離不開手機，雖然這些人沒有什麼勞動，但每天日復一日的重複動作，就容易造成肩頸的過度緊繃與痠痛。

還有某些工作族群，如教師每天上課寫黑板，一整天手舉高的時間比放下來還要多，或是花店工作者長期剪花修草，尤其到了旺季（教師節、母親節……等）更是一刻不得閒。

近年來，一種稱為「肌肉骨骼傷害」的職業病，在我國勞工保險業給付中所占的比率越來越高。這種疾病是因為勞工長期執行重複性動作，因過度施力及工作姿勢不當，導致局部的慢性傷害。這些職業傷害對於廣大勞工跟勞保資源都有嚴重的影響，因為它們將會導致勞工無法勝任工作，造成個人的心理壓力及家庭經濟等問題，尤其現在臺灣社會少子化及人口老年化的現實情況下，必須延後勞動者的退休時間，以永續臺灣經濟及提升競爭力，所以改善勞工們的健康問題是個重要關鍵。

我的排酸療法可有效改善骨骼肌肉痠痛問題，只要參考書中學習簡單步驟，調理一些因勞累工作所造成的日常肌肉痠痛，就可達到自行保健的效果，不需要因骨骼肌肉痠痛問題就跑醫院就診，這樣不但可以節省個人的時間，也可減低健保的社會支出成本。

回想四十多年前，資訊業不發達，我因為研究排酸需要了解人體的生理結構，但在那個年代，除非上醫學院，否則很難在教科書或出版社找到我所要的學習教材，所以經人介紹還遠赴美國奧勒岡州北加哥大學生理學系進修。假如當年能像現今的科技資訊時代，隨時都可上網查閱，或上開放式的線上課程，或購買各種國內外專業翻譯書籍，就可以輕易學習到所需的知識，也無需像我當年為了解深入生理解剖學而如此大費周章遠渡海外學習。

所以我一直鼓勵大家學習這種調理法，最好是與家人一起學，這樣才可以互相調理保養全身。不僅可以保健自己的健康，更可以幫助他人。這本書裡有許多圖示和簡易的排酸基礎說明，教讀者如何調理和保養身體常遇到的一些病痛問題，經過了簡單的DIY，就可做到自我保健和照顧家人的健康了。

話說一九八〇年，我旅居巴拉圭的亞松森市約半年，在那裡看到許多女性因膝蓋問題而不良於行，其大部分問題都來自內分泌失調，因拉丁民族思想較開放，可以接受婦科侵入式調理，所以效果特別快速，這段期間，我大約調理了兩、三百位女性因坐骨神經或婦科引起的問題，累積了許多婦女骨盆腔調理的經驗。

最近看到二〇一五年六月十八日的《蘋果日報》報導，三十多年前以一首〈如果〉走紅的五十七歲民歌手郜肇玫，去年發生陰道連續出血四個月的情況，剛開始她以為是更年期、女性荷爾蒙紊亂，不以為意，一直到流出巴掌大小的血塊時，才趕快就醫，後來確診罹患子宮內膜癌第二期。此病好發於六十歲以上以及停經後十年內的女性，目前西醫的治療方式是以移除子宮為主，通常會一併移除雙側的輸卵管和卵巢（稱為雙側輸卵管及卵巢切除術），對於較為嚴重的個案，則會使用放射治療、化療和賀爾蒙療法。至於我這邊的個案，若是使用我研究多年的骨盆腔調理法來調理，可以改善經期不順、預防更年期的不適症狀、延遲更年期的到來、預防子宮內膜癌的發生，甚至可以改善加齡臭（註1）的狀況。

一九八五年，我住在杭州南路一段，記得有兩、三位婦產科醫師的太太， 因為乳房跟子宮頸疾病，接受長期的化療和放射療法之後，出現許多婦科後遺症，她們經過我的排酸及骨盆腔調理後都獲得了改善，減輕許多難以啟齒的疾病困擾。她們的醫師老公甚至來找我，希望我傳授這難得的骨盆腔調理法，並表示他願意支付一筆錢，希望我能讓他用此調理法來申請諾貝爾獎，但因為當時我不想讓太多人學習這一技術，就拒絕他的要求。

其實我很遺憾，排酸雖然屬於另類療法，但是在國內卻不被政府醫學體系正式認可。美國《時代雜誌》在二〇〇一年八月號，曾報導一篇〈創新者〉的文章，其中有一位法國整骨師——尚皮耶巴洛，他就首創用手將打結的內臟解開的「內臟按摩」技巧，成功治療了各種疾病，包括慢性背痛、關節痛、消化不良、感染、大小便失禁、偏頭痛，甚至性無能和不孕症等。當初，他的動手方式也遭到許多人質疑，但漸漸的，歐美醫學界已經有一些人開始承認這個療法的功效，甚至尚皮耶巴洛在當地的病患，有將近三分之一都是由主流醫師轉介而來。現今，他的內臟按摩療法在歐洲所有的整骨學校都已經列為標準課程，在美國、日本和俄羅斯舉辦的研討會中，也吸引了大批的人潮。所以，國內外有些另類療法，在正統醫學束手無策時，是可以做到難以想像的效果。

以中國古代三大發明——印刷術、火藥、指南針為例，印刷術使得知識的傳遞更為普及，火藥開啟了戰爭新的型態，指南針導引我們航行的方向，是我們最驕傲的發明。而西方把印刷術改變成效率更高的高速彩色印刷機，甚至現在只需用電腦或電子書就能看到文字的呈現；火藥進步成能上太空的火箭，而指南針的概念也進步為更精準的衛星定位。西方科學研究比我們進步的地方，是他們會將一項項發明深入研究，成為讓人類享受更多便利與進步的現代科技。而醫學方面，中國古代有神農氏發現植物有療效，進而發展成藥物及教人治病，是中國藥物治療的始祖。經過中華五千年歷史，慢慢彙整出龐大的中醫系統，著重在調整體質治百病。而近代西醫發展快速，抗生素的發明對於傳染病、消炎、殺菌等急病治療更是第一把交椅，結合科技的檢查方式，使疾病的判斷更為精準。經過多年經驗的累積，東西方在醫學治療方面各有千秋，令人敬佩，不僅增加了人類的壽命，也使我們度過歷史上許多與疾病相關的重大事件。

但是，臺灣的部分中西醫師似乎不太能放寬胸懷，去接受或試著了解對方，或是另類療法在某些棘手疾病上的特殊突破醫術，就如我這些年來幫助許多跑遍中西醫、求診多年都無法痊癒的個案，我以排酸調理手法改善了困擾他們許久的問題，之後有些人因其他疾病再回醫院就診時，醫師都會驚訝地發現個案原本無法根治的疾病已大有改善。但也許是觀念閉塞或工作忙碌的關係，他們幾乎都不會好奇詢問患者為何得以改善。真的，只要他們有興趣願多了解自己領域以外的技術，我一定願意公開分享，互相砌磋，達到「醫療無國界、醫術無界限」的理想境界。就如二〇〇二年中國醫藥科技十大新聞中，就將北京宣武醫院採用中西醫結合療法，成功救治顱腦嚴重損傷的香港鳳凰衛視主持人劉海若，列入其中。因為，劉海若曾被英國醫師宣布腦死，是北京將她從鬼門關拉回來。劉海若的成功救治，使人們對中國大陸的醫療水準刮目相看，對中醫中藥也有更堅定的信心。所以說，中醫、西醫都有高超的醫術，只是有些患者不知道從何處去找，只能平白受病痛折磨，而我就是希望這簡易的排酸調理，可以隨時幫助到需要的人。

今年四月份的《好健康》雜誌，有篇臺大鼻喉科主治醫生的專訪〈耳朵突然聽不見，怎麼了？〉提到「突發性耳聾」就是突發性的聽力損失，這種情況大多發生在單邊耳朵，其程度可分輕、中、重度的聽力損失，患者以中年人居多，臺灣一年約有四千到五千名的病患，患者最常主訴單側耳朵聽不到。導致突發性耳聾的真正原因，醫學上未有定論，不過有可能的兩個病因是血管循環阻塞或病毒感染，因此在治療上的主要方式，都是併用類固醇藥物和血管循環改善劑。但是，使用類固醇藥物可能有其他併發症，也會影響體內的荷爾蒙系統。也有醫師會使用高壓氧治療突發性耳聾患者，但需自費，效果也沒有定論，並非主流療法。在統計上，大約有三分之一的患者可以完全恢復，三分之一的患者可以部分恢復，其餘三分之一的患者完全無法恢復。而根據我多年來調理過的數十個單側聽力受損或幾乎耳聾的案例，他們都求診過無數的中西醫或長期服藥仍不見改善。我的經驗判斷是，他們的單側身體肌肉累積過多的酸性廢物，導致神經、肌肉發炎，只要從腳到身體、肩膀、脖子、耳朵、頭部，將酸性廢物排除後，大部分的人都可以得到改善。

我的排酸療法的理想，就是要消除人類對藥物的依賴，用簡單的自然療法來改善中西醫難以治癒的病痛。近期網路上頻出現「臺灣民政府」廣告招募成員，這個行為倘若出現在戒嚴時期，可是要抓去槍斃的，但現在時代環境不同，民主意識盛行，依憲法保障人民結社自由，只要無犯罪行為，每個人都可以宣達其理念。臺灣由封閉的社會漸漸趕上世界潮流，民主風潮已開放至此，但醫療健康呢？很多事情在法律規範下只能說不能做，更有很多事只能做不能說。所以我有個願望，希望在幾年後可以發表我的「骨盆腔調理法」，讓醫學界正式認可我這種調理方法的功效，而列為另類療法的訓練課程，使得有意願學習者得到傳授，這樣對人類也算是一種福祉吧！

▶ 註

根據 NHK 報導，所謂的加齡臭（俗稱老人臭）是指隨著年齡增長而自然發生的一種體味問題，不只會發生在高齡者身上，研究顯示三、四十歲的熟男熟女也可能提早發生。它來自一種名為壬烯醛的脂肪酸，而人到了四十歲左右，體內不飽和脂肪酸的氧化分解會開始增加，並從全身有毛髮的地方，例如頭髮、腋毛、陰毛、汗毛等地方散發出去。

▶ 排酸棒聲明文

近年來，本人常接獲來自美國、加拿大、香港等專業人士，來電詢問有關磁性排酸棒的相關問題（包括對人體的不良反應），本人對於這些說法皆不予置評。

自35年前，排酸研究室就針對多種醫療尖端儀器進行了解，例如加拿大Centurion公司所製造的脈衝電磁治療系統（Pulsating Magnetic Field Therapy System），當時同一批只有進口三臺，據廠商表示，其他兩臺皆為大醫院所使用，會依據不同部位及狀況來調整強度、頻率及時間，而不是隨意使用的。

另外，還有低能量雷射系統（Multi-Laser System）和Biogen 2000（離子氧），各大醫院也都有使用。低能量雷射，又叫冷雷射或軟雷射，當雷射照射人體後，經由其電磁效應或光化學作用，會影響體內種種生理及代謝反應，若如有小傷口，可藉此加速復原。而離子氧則是藉由正氧離子（Postitive Oxygen）及負氧離子（Negetive Oxygen），改善血液循環，提升ADP及ATP能量，強化組織系統，促進身體健康。以上儀器皆為研究使用，而非營業用。

因為有經過多方面的研究，所以本人了解磁性對於操作排酸並無實質上的幫助，才會堅持使用不鏽鋼材質，因為排酸的重點在於操作技巧。

家圖書館出版品預行編目資料

排酸療法DIY：找回你的自癒力／施銘著.--二版.--臺北市：書泉出版社,2022.08
面：　公分
ISBN 978-986-451-271-3（平裝）

1.CST: 民俗療法

418.991　　111009855

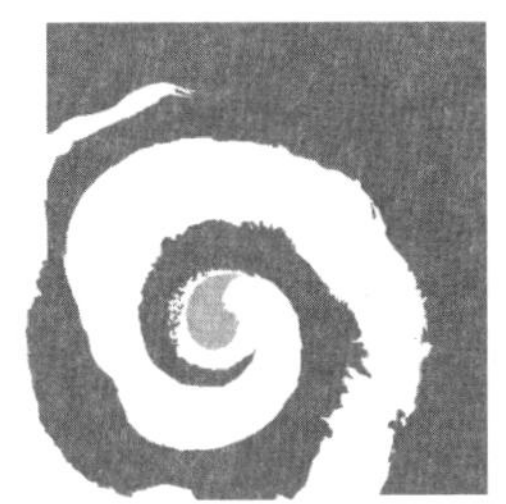
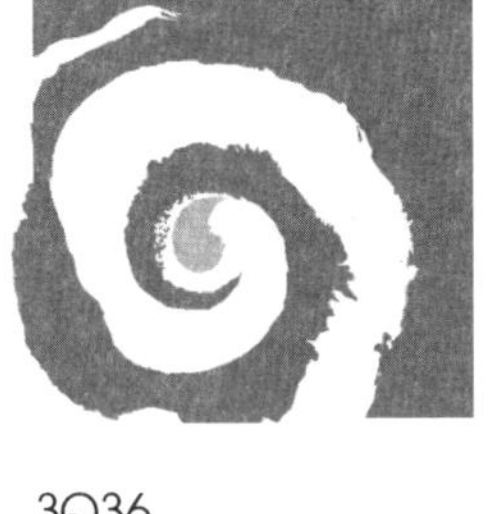

3Q36

排酸療法DIY：找回你的自癒力

作　　者— 施銘（159.3）
動作示範— 李俊達、楊怡淨、張瀞文
發 行 人— 楊榮川
總 經 理— 楊士清
總 編 輯— 楊秀麗
副總編輯— 王俐文
責任編輯— 金明芬、洪禎璐
封面設計— 郭佳慈、王麗娟
排版設計— 王美琪
出 版 者— 書泉出版社
地　　址：106台北市大安區和平東路二段339號4樓
電　　話：(02)2705-5066　　傳　　真：(02)2706-6100
網　　址：https://www.wunan.com.tw
電子郵件：shuchuan@shuchuan.com.tw
劃撥帳號：01303853
戶　　名：書泉出版社

總 經 銷：貿騰發賣股份有限公司
電　　話：(02)8227-5988　　傳　　真：(02)8227-5989
網　　址：www.namode.com

法律顧問　林勝安律師

出版日期　2015年10月初版一刷（共四刷）
　　　　　2022年 8 月二版一刷
　　　　　2024年 4 月二版二刷
定　　價　新臺幣320元

權所有．欲利用本書內容，必須徵求本公司同意※